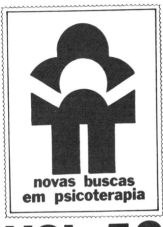

VOL. 52

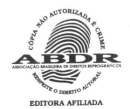

EDITORA AFILIADA

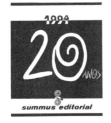

Dados Internacionais de Catalogação na Publicação (CIP)
(Câmara Brasileira do Livro, SP, Brasil)

Neidhoefer, Loil
  Trabalho corporal intuitivo : uma abordagem reichiana / Loil Neidhoefer ; tradução Jacqueline Bornhausen. — São Paulo : Summus, 1994. — (Coleção novas buscas em psicoterapia ; v. 52).

  ISBN 85-323-0476-1

  1. Movimento terapêutico - Relações interpessoais 2. Psicoterapia bioenergética I. Título. II. Série.

94-3026   CDD-616.8914

Índices para catálogo sistemático:
1. Psicoterapia bioenergética   616.8914

LOIL NEIDHOEFER

TRABALHO CORPORAL INTUITIVO

uma abordagem reichiana

summus editorial

Do original em língua inglesa
INTUITIVE BODYWORK — Essays & Lectures
Copyright © 1990, by Loil Neidhoefer

Tradução de:
Jacqueline Bornhausen

Revisão técnica de:
Ruth Rejtman

Capa de:
Carlo Zuffellato/Paulo Humberto Almeida

Proibida a reprodução total ou parcial deste livro, por qualquer meio e sistema, sem o prévio consentimento da Editora.

Direitos para a língua portuguesa
adquiridos por
SUMMUS EDITORIAL LTDA.
Rua Cardoso de Almeida, 1287
05013-001 — São Paulo, SP
Telefone (011) 872-3322
Caixa Postal — 62.505 — CEP 01295-970
que se reserva a propriedade desta tradução.

Impresso no Brasil

NOVAS BUSCAS EM PSICOTERAPIA

Esta coleção tem como intuito colocar ao alcance do público interessado as novas formas de psicoterapia que vêm se desenvolvendo mais recentemente em outros continentes.

Tais desenvolvimentos têm suas origens, por um lado, na grande fertilidade que caracteriza o trabalho no campo da psicoterapia nas últimas décadas, e, por outro, na ampliação das solicitações a que está sujeito o psicólogo, por parte dos clientes que o procuram.

É cada vez maior o número de pessoas interessadas em ampliar suas possibilidades de experiência, em desenvolver novos sentidos para suas vidas, em aumentar sua capacidade de contato consigo mesmas, com os outros e com os acontecimentos.

Estas novas solicitações, ao lado das frustrações impostas pelas limitações do trabalho clínico tradicional, inspiram a busca de novas formas de atuar junto ao cliente.

Embora seja dedicada às novas gerações de psicólogos e psiquiatras em formação, e represente enriquecimento e atualização para os profissionais filiados a outras orientações em psicoterapia, esta coleção vem suprir o interesse crescente do público em geral pelas contribuições que este ramo da Psicologia tem a oferecer à vida do homem atual.

Sumário

Apresentação da edição brasileira, 9
Introdução, 11
Prefácio, 13
Prólogo, 15

1. Como tudo começou, 17
2. Streaming, 23
3. Formação de couraças, 40
4. Identificação vegetativa, 57
5. Alguns comentários sobre a arte, 74
6. Trabalho corporal, sexualidade e espiritualidade, 87

APRESENTAÇÃO DA EDIÇÃO BRASILEIRA

Conheci Loil Neidhoffer em 1989, em Santa Fé, Novo México, durante o intensivo SKAN SUMMER WORKSHOP que ele conduzia anualmente junto com Al Bauman e Emily Derr. Loil impressionou-me pela autenticidade de sua presença no trabalho corporal, através de uma atitude rara, corajosa e humana. Este livro é um retrato fiel do seu autor — ousado e inovador, traz ensinamentos simples mas fundamentais para o desenvolvimento de uma abordagem corporal, genuinamente alicerçada nos princípios de Wilhelm Reich. A este respeito não posso deixar de mencionar Al Bauman que, honrando as idéias de seu mestre, recusou-se a institucionalizar o trabalho corporal, escolhendo perpetuar em sua própria vida aquilo que Reich lhe transmitiu diretamente. Sua influência está registrada nesta obra, assim como no trabalho de Loil e no meu próprio.

Trabalho Corporal Intuitivo certamente induzirá o leitor a refletir sobre alguns aspectos básicos da visão reichiana, o que o conduzirá, talvez, a abrir caminho para uma nova postura de trabalho.

Edmundo Barbosa
Psicólogo, fundador e diretor da INICIATIVA GAIA

INTRODUÇÃO

Loil Neidhoefer escreveu um livro corajoso que revela sua história como estudante, professor e terapeuta. Seu trabalho vem a público em um momento crítico, de pressão crescente para regulamentar os chamados profissionais de saúde mental através de leis e licenças que refletem perspectivas muito limitadas. Loil é direto ao abordar a natureza do contato e as dinâmicas do relacionamento dirigido com o paciente. De alguma forma, isso atua sobre as velhas e conservadoras tradições e as amplia. O *Trabalho Corporal Intuitivo* é novo, estimulante e aumenta o legado de Wilhelm Reich. Sinto um prazer enorme em ser responsável pela tradução do livro de Loil Neidhoefer para o inglês.

Al Bauman

PREFÁCIO

Com este livro despeço-me de toda e qualquer forma de psicoterapia convencional e não-convencional, incluindo os chamados métodos humanísticos.

Depois de quinze anos de intenso trabalho profissional nesse campo, eis minha conclusão: a psicoterapia funciona não por causa de seus métodos, técnicas e estratégias, mas apesar deles. A eficácia do trabalho "terapêutico" é a arte de estar com a outra pessoa, sem interferências elaboradas.

Estar com a outra pessoa significa entrar em contato num profundo nível bioenergético. Isto implica correr riscos constantes no que se refere aos seus próprios limites e, assim, caminhar para o encontro. Portanto, cada terapia que merece este nome é basicamente uma história de amor. O terapeuta precisa, principalmente, amar seus pacientes, caso contrário, nada se movimenta. Não estou falando desse amor estereotipado, que resulta em transferência e contratransferência, nem de nenhum tipo de compaixão religiosa. Refiro-me à ligação profunda com tudo que está vivo, à afeição inesgotável que, independentemente de qualquer couraça, é a nossa natureza.

Quando o contato do terapeuta é baseado nesta afeição, ocorre — e só então — transferência da força curativa.

Portanto, estamos lidando com movimentos interpessoais muito elementares, que na verdade não necessitam de qualquer rótulo especial. Porém, como toda criança precisa de um nome, meus amigos e eu chamamos nosso trabalho de "SKAN". É uma antiga palavra indígena que, literalmente, significa "aquilo que se movimenta". Assim, encaixa-se bem em nosso trabalho, apesar de inicialmente SKAN ter sido usado somente de uma maneira prática, organizacional.

Nesse meio tempo, tornou-se uma espécie de marca registrada para identificar a qualidade específica do trabalho corporal que praticamos e ensinamos.

"Trabalho Corporal" — para simplificar as coisas, optei por este termo, por este jargão.

"Trabalho Corporal" é o que respondemos quando nos perguntam o que fazemos. "Trabalho Corporal" é o que nossos pacientes e *trainees* respondem quando lhes indagam: que tipo de terapia é essa? Então, quando falarmos em trabalho corporal neste livro, na verdade queremos dizer SKAN.

Este livro reflete minha interpretação subjetiva e minha prática do SKAN. Tenho certeza de que meus amigos de SKAN teriam escrito um livro completamente diferente. Também estou seguro de que na essência teria sido o mesmo livro. Espero que essa essência fique clara nas linhas e nas entrelinhas.

A maioria dos capítulos são transcrições de palestras feitas em *workshops* nos anos de 1989 e 1990. Os capítulos iniciais foram acrescentados com o intuito de completar o livro.

Hamburgo, abril de 1990
L.N.

PRÓLOGO

O trabalho corporal é arte, não ciência. A poesia do anseio é a sua linguagem, não a prosa do relatório clínico. Ele se dá no relacionamento e não no tratamento, no relacionamento "humano" e não no "terapêutico". O trabalho corporal quebra os limites da aparência assim como uma planta cresce e rompe o asfalto em busca da luz. Quem vive o processo de dissolução de couraças perde para sempre os mundos representantes de tempos e lugares e ganha para sempre a sabedoria indescritível da pulsação cósmica. No entanto, não existem medalhas a serem conquistadas — na melhor das hipóteses, haverá sanções. Aquele que enfrenta o mundo com o coração aberto perturba os contratos das mentiras da vida, e provoca o medo da morte nos manipuladores da existência.

O trabalho corporal mina a atitude de eterna dúvida perigosa e outras atitudes socialmente desejáveis, convicções e "ismos", a partir dos quais se teceu o consenso social. O trabalho corporal não ensina seriedade, mas sim, a brincadeira da vida. Viver cada vez mais e para sempre no *streaming*[1] é seu objetivo, seu anseio.

O trabalho corporal leva necessariamente a situações de crise. Há uma mudança progressiva de perspectiva, na proporção e no ritmo da dissolução da couraça. Freqüentemente acontece, no decorrer do processo, de a pessoa olhar para sua vida como se estivesse acordando de um sonho, e a maneira como a vê é em cores de tons acinzentados: este relacionamento, aquela profissão, este compromisso sem sentido, o pseudoproblema.

Ao final de uma sessão, no êxtase da pulsação liberada, até o maior dos tiranos parece apenas um anão de jardim, destituído de qualquer poder. E as inibições de apenas meia hora atrás de repente parecem ser não mais que

---
1. *Streaming* — fluxo ou corrente livre das energias naturais do corpo que acontece na camada interna.

um capricho superficial, que pode ser retirado como uma capa de seda. Três dias mais tarde, quando a couraça voltou a ser mais densa, o anão de jardim é de novo a insuperável e aterrorizante autoridade, mas talvez já não mais tão poderosa quanto antes. A couraça sofreu uma pequena rachadura.

Assim, uma rachadura vai se somando a outra e, aos poucos, a couraça se reduz. Aos poucos. O processo de dissolução da couraça é lento.

"Crescimento é um processo lento", escreveu o velho Fritz Perls em resposta aos viciados em transformação, que entendiam crescimento somente como troca de conceitos. Perls chamou-os de *mindfuckers*.[2] Tenho trabalhado com várias pessoas que sofreram em *workshops* "modernosos" desses tecnocratas da transformação e fomentadores de falsas introjeções. Depois de três a cinco inspirações profundas o novo autoconceito, normalmente adquirido a peso de ouro, se desfaz: silenciosamente ou com muitos gritos e gemidos — a antiga e neurótica desventura irrompe como uma detestável avalanche de lama.

Assim, o processo pode levar anos. Porém, anos nem sempre cheios de esperança de discernimento e tempos melhores, mas anos de verdadeiro aprendizado, a princípio preenchidos pelo caos e por riscos e depois por um novo despertar para a paixão e alegria de viver; anos invadidos pelo raiar da consciência "do que está verdadeiramente acontecendo".

Chega-se, por fim, a um mundo diferente, olha-se para trás, incrédulo, mas com certa diversão. Como pude algum dia...? Não mais se luta contra o mundo, tampouco há uma acomodação a ele, simplesmente vive-se em uma outra sintonia no meio do mundo antigo. A vida se torna mais simples, mais sensual e mais inteligente. Muitas das coisas a que se estava preso antes tornam-se desinteressantes. O anseio ainda existe, mais forte, mais brilhante e mais aceso do que nunca, mas com a determinação de persistir na caminhada, para além das neuroses.

---

2. "Copuladores mentais".

1. COMO TUDO COMEÇOU

Michael Smith morava em Moorweide, a cinco minutos de Gaensemarkt, onde ficava meu consultório. Porém, por um longo tempo evitei um contato com ele. Não influenciado pelos fantásticos boatos que corriam sobre o seu modo "enlouquecido" de viver e sobre seus métodos de trabalho pouco comuns, pois isto tinha me feito ainda mais curioso. Evitei-o por um outro motivo: meu medo da verdade.

Ao mesmo tempo sabia, desde o começo, que o encontro com ele era inevitável e que minha vida sofreria uma mudança radical.

Um dia, pelo meu sofrimento, fui levado a ele. Interiormente, eu estava acabado. Exteriormente, era bem-sucedido. Era um jovem terapeuta, com o consultório sempre cheio e, além disso, dava aulas na universidade e sentia-me bastante importante. Ganhava muito bem, mas estava confuso com um casamento infeliz e outros relacionamentos igualmente infelizes.

Era um paradoxo: muitos de meus pacientes reanimavam-se e ficavam muito agradecidos a mim, enquanto eu mesmo sofria cada vez mais de um desespero e de um medo esquizóides bem contrabalanceados e profundamente arraigados, que haviam permanecido praticamente intocados em todos aqueles meus anos de terapia e treinamento.

Naquela época, minha experiência com trabalho corporal limitava-se a algumas sessões que fizera com Robert Hall e Thomas Pope em um *workshop* de verão. Isto acontecera muito tempo antes, e alguns reflexos ainda se faziam sentir. Depois da primeira sessão chorei durante horas, com uma felicidade misteriosa. Numa outra sessão, entrei em contato com tamanha raiva homicida, que me paralisou de medo e fez com que me afastasse do trabalho corporal e me voltasse para a Gestalt-terapia e a hipnose.

No entanto, o que ficou da lembrança e do conhecimento daquelas poucas sessões foi uma aproximação da verdade — qualquer que tenha sido —, jamais experimentada anteriormente em minha vida. Por este motivo, podia prever o que me esperava e parti, com sentimentos confusos, em direção a Moorweide.

Michael Smith tinha reputação de uma pessoa caótica e engenhosa: incorruptível, sem comprometimentos, brilhante em seu trabalho, exagerado e extravagante em sua maneira de viver. Era conhecido por ter uma intuição que tocava os limites da magia e também por desmascarar impiedosamente todos os tipos de fingimento e falsas aparências. Seus pacientes e alunos amavam-no e reverenciavam-no, e mesmo os comentários dos céticos e difamadores, demonstravam respeito por aquele homem.

Morava em Hamburgo havia já alguns anos — ninguém nunca soube exatamente o que o levou até lá — e era *a* porta secreta para o cenário terapêutico, para todos aqueles interessados em crescimento verdadeiro.

Levei anos para aproximar-me dele, mas era chegada a hora. "Como vai?", perguntou ele, sorrindo amistosamente. Seu rosto expressava vida. Depois de ter ouvido tantos boatos, esperava uma personalidade bizarra, e lá estava um ser humano sentado à minha frente.

Foi algo como amor à primeira vista. Ele me fez algumas perguntas sobre minha família. Gaguejei algumas respostas, que pareceram não despertar seu interesse. Eu estava excitado demais para exprimir-me com alguma clareza.

Algum tempo depois, tirei a roupa e me deitei no colchão, paralisado de terror e vergonha. Ele me olhou calma e amistosamente, com olhos claros e profundos. Todos os aspectos da minha personalidade, o acadêmico, o terapêutico e outros também importantes, não puderam resistir diante daqueles olhos e desmoronaram em apenas alguns segundos. Tudo o que me restou foi terror e solidão — um sentimento que me parecia tão antigo como minha própria vida.

Não me lembro mais exatamente o que aconteceu depois. Deu-me instruções para respirar de um certo modo, levou-me a emitir sons e pressionou meu peito. Tudo isso levou certo tempo. Então, segurou minha cabeça entre suas mãos, e uma onda de movimento correu, ou melhor, percorreu rapidamente meu corpo todo, de uma maneira completamente inédita, indescritivelmente suave e forte.

Foi um momento inesquecível, apesar de não ter sido uma experiência particularmente boa: alguns segundos de felicidade incidental. Naquele mesmo instante percebi que se descerrara uma porta para um mundo novo.

Abri os olhos, ele me olhou, sorriu brevemente e disse: "bem-vindo" — e saiu da sala.

O que quer que tenha acontecido, senti que aquele homem havia tocado no meu âmago, muito além de qualquer palavra ou pensamento. Não sabia, nem queria saber, como ele conseguira encontrar o esconderijo daquela criança infinitamente ferida e intimidada e pegar em suas mãos seu coração partido em mil pedaços. Sem questionamentos, recebi a dádiva daquele encontro — e nunca mais me afastei.

Muitas sessões se seguiram, muitos meses, anos, em que uma mudança singela na minha vida foi se formando através de toda a turbulência interior e exterior, de todo o caos e de todos os estilhaços emocionais: mudança de uma vida basicamente infeliz para uma outra — basicamente feliz.

No caminho encontrei, reiteradamente, momentos de profunda resignação, considerava-me um caso sem esperança, incapaz de algum dia conseguir livrar-me da camisa-de-força imposta pela couraça.

Resignação era algo que Michael Smith não deixava passar. Para ele era apenas uma forma de expressão da couraça, da qual era um inimigo declarado. Muitas vezes ria de mim, e eu acabava rindo com ele. Muitas vezes eu entrava para uma sessão sentindo-me contraído e saía irradiando força. Michael ensinou-me a lutar e a amar, o que para ele tinha o mesmo significado.

Apesar das diferenças individuais, todas as pessoas que estavam trabalhando com ele naquela época passaram por um processo similar, o processo gradual de dissolução da couraça. Mais e mais pessoas se interessavam por aquele tipo de trabalho. Michael precisava de ajuda. Com Juergen Christian começou a formar grupos e conseguiu fazer com que seu professor, Al Bauman, viesse à Europa de tempos em tempos, assim como Linda McNeal e Emily Derr. E foi assim que começaram a acontecer os legendários *workshops* de verão em Aix-en-Provence.

Sou grato ao trabalho com Emily e Linda por alguns aspectos importantes do meu desenvolvimento, e o encontro com Al Bauman passou a ser para mim fonte de inspiração contínua e sempre surpreendente. Sinto-me extremamente feliz por ter sido presenteado com o apoio e a amizade desse homem extraordinário, esse velho guerreiro, ao mesmo tempo suave e firme.

Entretanto, o relacionamento com Michael permaneceu sempre o mais importante. Nesse meio tempo, ele tinha se mudado para o meu consultório e preenchido todos os cantos com sua presença. As pessoas não sabiam disso, mas entravam e percebiam a mudança na atmosfera.

Foi a convivência intensa com Michael o que mais me ensinou. Muitas vezes nos encontrávamos nos rápidos intervalos entre duas sessões e falávamos sobre o trabalho. Era inacreditável. Por vezes ele olhava de relance um paciente meu na sala de espera. Divertia-se fazendo para mim uma breve preleção sobre aquela pessoa: estrutura de caráter, uma avaliação do trabalho que ainda estava para ser feito. Ele sempre acertava. Intrigado, certa vez perguntei como conseguia, e ele respondeu-me com um sorriso: "Vou ensinar-lhe. É fácil!"

De todas as pessoas que se aproximaram de Michael, algumas se destacaram e absorveram sua abordagem de trabalho corporal. Ao longo dos anos continuamos a nos encontrar às quartas-feiras à noite e no verão em Aix. Foi ficando mais e mais evidente o amor profundo que aquele homem selvagem e não convencional sentia por cada um de nós, e nós fomos conseguindo cada vez mais expressar nosso amor por ele.

Logo, todos percebemos que não estávamos lidando com técnicas e intervenções, mas com o relacionamento que ele nos oferecia. Não o terapêutico, mas o relacionamento humano, no qual se baseava e nos dava um exemplo de como viver a verdade: seguir nosso próprio *streaming* sem comprometimentos, e encontrar outros seres humanos a partir daí.

Finalmente, cerca de vinte pessoas estavam qualificadas não apenas para praticar o trabalho — Trabalho Corporal SKAN — mas também para ensiná-lo. Foi graças quase que exclusivamente a Michael que aquele grupo de terapeutas corporais amadureceu ao longo dos anos. "Agora é a vez de vocês", muitas vezes dizia e acrescentava: "sejam responsáveis por quem vocês são!" — uma frase que me marcou profundamente.

Durante aquele período, Michael voltou a morar nos Estados Unidos. Depois do acidente nuclear de Chenorbyl voltou para lá com sua mulher Ellen, que estava grávida, e com seu filho pequeno, David. Sofreu muito com aquela "separação": sua família estava no Novo México e seus amigos na Europa.

Naquela época meu relacionamento pessoal com Michael modificou-se; o relacionamento aluno-professor foi se desvanecendo e deu lugar a uma amizade crescente e cada vez mais profunda.

Mais uma vez passamos os dois verões de 88 e 89 em Aix, desta vez como colegas. Trabalhamos com muitas pessoas novas, interessadas em SKAN. Raramente falávamos sobre nosso trabalho. Em geral apenas sentávamos juntos, observando nossas crianças brincarem e aproveitando o "campo". À noite jogávamos "boule", e de manhã, tênis. Fazíamos passeios de carro pela região, normalmente em silêncio, numa consonância que tornava as palavras desnecessárias, e, como sempre, nos divertíamos com os absurdos do eterno drama humano.

Foi um tempo simples, maravilhoso.

Fui depois para a Itália; ele quis ir logo de volta para o Novo México. Quando voltei para Hamburgo, recebi à noite um telefonema de Santa Fé. Michael tinha morrido.

A dor. Uma dor profunda, muito profunda dentro do peito, no fundo do coração, que não passava.

Ele já estava doente havia muito tempo e se cansava com mais freqüência. Desde o início convivemos com a possibilidade de sua morte prematura. Mas ele sempre se recuperava tão bem... Os anos foram passando. Nós nos acostumamos com aquele seu jeito de ser. E então fomos fortemente, quase que inesperadamente, atingidos.

Depois do sofrimento veio a leveza, a alegria, sempre que pensava nele. Então senti: ele está bem! Uma profunda gratidão tomou conta de mim por ter encontrado na vida aquele homem incrível.

Fui capaz de novo de ouvir as músicas que ouvíamos juntos. Ele gostava de tudo que era "verdadeiro", de Vivaldi a Van Morrison. Gostaria de terminar este capítulo com umas poucas linhas de Morrison; Michael cantou-as muitas vezes durante aquele último verão.

I forgot that love existed,
troubled in my mind,
heartache after heartache,
worried all the time,
I forgot that love existed,
then I saw the light,
everyone around me make
everything alright.
Oh, oh Socrates and Plato,
they praised it to the skies.
Anyone who's ever loved,
everyone who's ever tried.

21

If my heart could do my
thinking
and my head began to feel,
I would look upon the world
anew
and know what's truly real. *

"Em termos simples, o método SKAN enfoca o despertar do coração. Não o coração da 'nostalgia' e do 'sentimentalismo', mas o coração da lucidez sensível, da vivacidade natural e ardente; o coração que ouve, que enxerga, o coração que é o centro do ser, aquele que entra em contato com o 'outro' e em contato íntimo com a pulsação essencial de todas as coisas vivas."

Michael Smith

---

*Eu esqueci que o amor existia,/perturbado em minha mente,/dor de cabeça atrás de dor de cabeça,/perturbado o tempo todo/esqueci que o amor existia/então eu vi a luz/todos ao meu redor faziam/tudo estar bem./Ó, Sócrates e Platão,/louvaram isto até as alturas./Quem quer que já tenha amado,/Quem quer que já tenha tentado,/Se meu coração pudesse fazer meu/pensamento/ e se minha cabeça começasse a sentir,/eu olharia para o mundo com/olhos renovados/e saberia o que é verdadeiramente real.

2. STREAMING

Wilhelm Reich descreveu a estrutura da couraça da personalidade como uma armação complicada e entrelaçada de violentos enrijecimentos emocionais, mentais e físicos (relacionados com os músculos e os tecidos), que são dispostos em camadas sobrepostas — a partir da superfície até o ponto mais profundo da pessoa. Uma manifestação crônica de boa educação e sua postura corporal correspondente, pode esconder uma atitude latente de "vá para o inferno!", alimentada por um medo ainda mais profundo, que impede o irromper da antiga raiva, que encobre um desprezo ainda mais antigo, que compensa um medo ainda mais profundo — e assim por diante.

Às vezes, Reich trabalhava através de doze ou mais dessas camadas. Sua seqüência parecia ser arbitrária e ainda assim, ao final, sempre parecia ter sua lógica própria, que certamente não podia ser generalizada, uma lógica que se desenvolvia a partir da reflexão sobre a história pessoal e a dinâmica do paciente.

Reich, através de suas inúmeras experiências clínicas, foi capaz de reconhecer uma ordem simples; resumiu as várias camadas em três grupos:

— a camada externa, da aparência social,
— a camada intermediária, das atitudes reativas "socialmente indesejáveis" e das emoções negativas
— a camada interna, o "cerne natural", onde estão as emoções do amor incondicional por todo ser vivo, a força e o bem-estar.

No prefácio de *Psicologia de Massas do Fascismo,* publicado em 1933, Reich desenvolveu esse modelo de três camadas:

"Na camada superficial da personalidade o homem comum é reservado, educado, piedoso, responsável e consciencioso. Não haveria nenhuma tragédia social se esta camada superficial da personalidade estivesse em contato direto com o cerne natural. Infelizmente, não é este o caso: a camada superficial da cooperação social não está em contato com o profundo cerne biológico da pessoa; ela é sustentada por uma segunda, uma camada intermediária composta exclusivamente de impulsos cruéis, sádicos, lascivos, vorazes, invejosos... Quando se penetra nesta segunda camada destrutiva, aprofundando-se no substrato biológico do homem, sempre se descobre a terceira, a camada mais profunda, que chamamos de 'cerne biológico'. Neste cerne, em condições sociais favoráveis, o homem é essencialmente honesto, trabalhador, cooperativo, amoroso e, quando motivado, um animal que odeia racionalmente. Não é possível, no entanto, ao homem contemporâneo, chegar a esta camada mais profunda, promissora e provocar algum afrouxamento do caráter, sem antes afastar esta falsa aparência social. Caindo a máscara da cultura, não é a sociabilidade natural que prevalece no primeiro momento, mas somente a camada perversa e sádica do caráter."[1]

Qualquer pessoa pode comprovar a existência das camadas superficial e intermediária a partir de suas experiências do dia a dia. Porém, a descrição de Reich da camada interna tem sido freqüentemente contestada como um encantamento hipotético-idealista do bom cerne do ser humano.

Porém, é um fato comprovável que essa camada interna existe tanto quanto as outras duas, apesar de somente se manifestar num número muito reduzido de pessoas. Infelizmente, também é fato em muitas abordagens terapêuticas — especialmente na verbal —, que a maioria das pessoas provavelmente não chega até essa camada, para não mencionar a possibilidade de conseguirem estabilidade dentro dela.

Isto só acontece se o corpo está suficientemente envolvido no trabalho; se o trabalho está acontecendo "na profundidade biológica, no sistema plasmático, ou, como costumamos dizer tecnicamente, no cerne biológico do organismo."[2] Assim, em primeiro lugar, tudo depende do tipo de terapia.

Mas, principalmente, é necessário que os terapeutas, que são pessoas, estejam claramente ancorados em suas experiências e comportamentos na camada interna. Se estiverem parados na segunda, ou mesmo na primeira camada de seu desenvolvimento pessoal, não haverá possibilidade de seus pacientes atingirem a terceira camada. Nem a mais aguçada das técnicas será capaz de conseguir isso. A base para tanto são os princípios energéticos simples, a respeito dos quais falaremos mais adiante.³

Alguns autores, que sucederam a Reich, descreveram a camada interna com base em suas experiências clínicas. Ola Raknes, um dos alunos noruegueses de Reich que ficou famoso, define assim o "critério orgônico para saúde":

Critério psicológico:
1. Capacidade de concentração total, seja num trabalho, numa tarefa, numa conversa ou num abraço genital, e sentimento de unidade tanto no que se é como no que se faz.
2. Capacidade de ter e de sentir contato, tanto consigo mesmo como com outras pessoas, com a natureza, com a arte e, por exemplo, com as ferramentas que utilizamos no trabalho; além disso, habilidade de captar impressões, de ter a coragem e o desejo de permitir que as coisas e os acontecimentos nos causem impressões.
3. Ausência de ansiedades quando não há perigo e capacidade de reagir racionalmente, mesmo em situações perigosas; coragem de entrar voluntariamente em situações arriscadas quando se tem um objetivo racional e importante para agir assim.
4. Um sentimento profundo e duradouro de bem-estar e de força, sentimento do qual se possa ficar ciente sempre que para ele se dirija a atenção, mesmo quando se estiver enfrentando dificuldades ou sentindo dor física, que não seja, porém muito forte; algumas destas sensações podem remontar aos sentimentos de prazer nos órgãos genitais durante a expiração.

Critério psicossomático:
1. Os orgasmos acontecem em intervalos regulares — isto varia de pessoa para pessoa e de momento para momento — e com uma completa perda momentânea de consciência e convulsões involuntárias por todo o corpo.
2. O organismo todo tem bom tônus; a estatura corporal é elasticamente ereta, sem cãibras ou contrações musculares.
3. A pele é quente, tem pleno suprimento sangüíneo e a cor avermelhada ou levemente bronzeada; o suor pode ser quente.
4. Os músculos podem variar entre o estado de relaxamento e de tensão, não sendo porém cronicamente contraídos ou flácidos; a peristalse intestinal é fácil; não há constipação nem hemorróidas.

5. Os traços faciais são vivos e possuem mobilidade, não são travados nem parecem máscara. Os olhos brilham, as pupilas reagem prontamente, o globo ocular não é protuberante nem afundado.

6. Há uma completa e profunda expiração com uma pausa antes de cada nova inspiração; o movimento do peito é livre e solto.

7. A pulsação é habitualmente regular, calma e forte; a pressão arterial é normal.

8. Os glóbulos vermelhos estão repletos, revestidos por uma membrana firme, sem dobras nem pontas; apresentam uma forte borda orgônica e desintegram-se lentamente numa grande salmoura fisiológica.

9. Finalmente, todo o organismo está envolto por um amplo e mutável campo de orgônio.[4]

Quase todo mundo, em linhas gerais, pode entender este esquema. Todos reconhecemos os momentos felizes em que a couraça — ainda que apenas por alguns instantes — deixa de atuar; na maior parte das vezes em conseqüência de situações externas inusitadas, e quando os sentimentos do cerne, como alegria e entusiasmo, ao serem tocados, o amor e a entrega, abrem caminho para experiências mais ou menos dionísicas. Os sentimentos que se manifestam a seguir, durante horas ou até mesmo dias, são de bem-estar, silêncio, força e confiança.

Outro autor respeitado, Stanley Keleman, entende a vida da camada interna como "substrato biológico":

"Quando as funções básicas começam a ser renovadas, quando o movimento no sistema e as pulsações principiam a acontecer, os indivíduos experimentam uma mudança tanto em suas percepções como em seus valores. Relatam prazer, satisfação e sentido de vida crescentes; desenvolvem uma capacidade de manter este tipo de excitação, uma capacidade de deixar acontecer, de permitir desenvolver uma vivacidade que os transforma, assim como transforma sua relação com o mundo. Conhecem o amor e Eros, chegam ao contato profundo, e com isso à experiência expansiva do próprio eu e à outra experiência que aprofunda o eu, que o auxilia a obter maior autoconhecimento, melhor expressão. Essa vivacidade dinâmica passa a ser para eles o valor central e o seu modo de ser no mundo; a questão central em suas vidas resume-se em como desenvolver e transmitir esta vivacidade, esta humanidade, este amor.

Tudo isto contrasta com a antiga rigidez muscular, que trazia valores tais quais: como posso me sentir seguro, ou superior, ou dominar o mundo? O substrato biológico em seus aspectos aqui abordados permite o desenvolvimento do ser humano com um corpo energeticamente vivo, prazeroso e amado, e acredito que seria impossível para uma pessoa assim ir para a guerra, fazer ou criar a guerra, a menos que fosse realmente ameaçada. É impossível pensar esse tipo de pessoa matando ou reprimindo outras, não porque seja espiritualmente desenvolvida, no sentido tradicional, mas porque está humana e afetuosamente viva."[5]

A qualidade fundamental da camada interna é o fluxo completamente livre das energias naturais do corpo[6]; Reich deu a isto o nome de *streaming*.

Streaming é uma experiência sensualmente concreta: ondas de excitação correm pelo corpo, sobem pelas costas, por cima da cabeça, descem pela frente, ondulando a pélvis, as pernas, até as solas dos pés e de novo sobem até a cabeça. As mãos e os pés esquentam, os olhos brilham. A respiração é fácil e livre, e a cada expiração completa sente-se uma agradável sensação nos genitais. Esta sensação espalha-se por todo o corpo. A partir do centro vital, localizado no meio do corpo, ondas suaves irradiam para a periferia, alcançam e estimulam a pele. A mente está limpa, cessa o pensamento compulsivo.

Todos esses movimentos de energia no corpo não precisam ser permanentemente conscientes, mas são passíveis de serem experimentados a qualquer momento desde que a percepção esteja inteiramente direcionada para eles. Porém, o sentimento dominante é sempre uma presença relaxada e vibrante, um interesse básico no mundo, um sentimento de força, confiança e calma. Esta disposição é, além de tudo, o pano de fundo para as atividades diárias e está presente mesmo quando as circunstâncias dificultam a vida.

Streaming não significa apenas o fluxo livre de energia ascendente e descendente ao longo do corpo, e a partir do cerne para a periferia, mas, acima de tudo, também irradiando para além da periferia. Assim, *streaming* implica a percepção e o entendimento de nossa própria existência viva como um campo de energia, que pode comunicar-se energeticamente com outros pela sobreposição de campos.[7]

Quanto mais profundo o *streaming* mais intensa a participação direta, sensível e pulsante no mundo, o que pode ser experimentado como uma conexão mais íntima com todos os seres vivos. Quem vive no *streaming* não percebe os outros através do filtro de seus conceitos e julgamentos, apenas os experiencia. Com referência a isto, Al Bauman sempre gosta de contar a seguinte anedota: Wilhelm Reich, Elsworth Baker e Simeon Tropp passeavam por Nova York e falavam entusiasticamente a respeito de uma mulher que haviam encontrado alguns momentos antes. Wilhelm Reich expressou sua admiração e entusiasmo por ela. Em seguida, Baker, cuja reputação era de um terapeuta clínico rígido, disse: "Mas Reich, aquela mulher é completamente histérica!" Reich, em resposta, disse: "É verdade, Baker. Mas você não ouviu sua voz maravilhosa?"[8]

O que se busca é estar com a outra pessoa, não apresentar-se a ela, ou qualificá-la, ou entrar em discussões. Estar com o outro no mesmo balanço sinuoso é o que se anseia, o que se procura: as famosas ondulações semelhantes, a "atração" que se tem por alguém. Quando este viver sem restrições não se desenvolve com o outro, o que se sente é uma dolorosa privação, que dificilmente pode ser compensada, nem mesmo com sexo ou conversas espirituosas. De qualquer forma, conversar torna-se menos importante. É claro que a conversa não se extingue por completo, mas liberta toda a amargura, auto-imagem e outras exaltações. Torna-se apenas funcionalmente prática ou divertida.

Estar com o outro significa ser capaz de expandir-se energeticamente na sua presença, ser capaz de expandir nosso próprio campo e, ao mesmo tempo, permitir que o outro faça o mesmo. É lógico que o resultado é um desafio a todo tipo de rotina. É uma dança livre, onde não se aprendem passos, um jogo sem regras. Porém, ou especialmente por causa disso, todo encontro que provoca *streamings* produz uma *gestalt* com começo, meio e fim.

Isto se aplica particularmente à maneira sensual de se "estar-junto", o abraço erótico. "Onde a Vida simplesmente ama, a vida com couraça *fode*", escreveu Reich. E mais:

"A vida funciona em suas relações amorosas tão livre e desimpedida como em todas as suas outras atividades; permite que suas funções progridam lentamente, desde os primeiros estímulos até o clímax alegre da realização plena, não importa se se trata do crescimento de uma planta a partir de uma minúscula semente até o seu florescer e frutificar, ou do desenvolvimento orgânico de um sistema de pensamento livre. Assim também a Vida permite que suas relações amorosas cresçam a partir de um primeiro olhar até a entrega mais completa, num abraço pulsante. A vida não se precipita para o abraço. Não tem a menor pressa, a menos que longos períodos de completa abstinência tornem imperativa uma descarga imediata de energia vital...

...Assim também a Vida, ao encontrar um companheiro, não começa com a idéia do abraço. A vida encontra apenas porque encontra. Pode vir a separar-se de seu parceiro, pode caminhar junto por um período e depois se separar, ou pode levar à fusão completa. A vida não tem uma idéia preconcebida do que vai acontecer no futuro. Ela permite às coisas seguirem seu curso natural. O futuro, assim, emerge a partir do fluir contínuo do presente, como o presente, por sua vez, emerge do passado. Com certeza, há pensamentos, sonhos, esperanças acerca do futuro, mas o futuro não governa o presente como o faz no domínio da vida com couraça...

...O abraço erótico é conseqüência natural de um desenvolvimento gradual da necessidade absoluta do corpo de se fundir com outro corpo...

...O prazer final da descarga completa de energia é o resultado espontâneo de um longo e contínuo acúmulo de prazeres menores...

...A excitação orgásmica total precede a excitação genital específica. A potência orgástica é a realização do prazer total do corpo e não apenas do prazer sexual. Os órgãos genitais são meros instrumentos de penetração física que acontece depois da fusão mútua dos campos de energia orgônica, fusão esta que acontece bem antes da realização final...

...A doce fusão de dois seres acontece ou não. Pode estar presente em alguns momentos e depois desaparecer. Não pode ser obtida nem mantida à força. Somente quando perdura e cresce, o abraço pode chegar à fusão dos órgãos sexuais...

...O orgasmo acontece quando tem de acontecer, não quando ele ou ela "desejam-no". Não se pode querer um orgasmo e obtê-lo como se fosse uma garrafa de cerveja num balcão de bar...

Em seu sentido biológico verdadeiro, o orgasmo é o resultado de ondas de excitação contínuas e crescentes, e não algo pronto que se pode conseguir com muito esforço. É um espasmo unitário de uma única unidade energética que muito antes da fusão eram duas unidades energéticas, e que após a fusão se dividirão novamente em duas existências individuais. Bioenergeticamente o orgasmo significa uma perda total da individualidade e a passagem para um estado inteiramente diferente...

...A qualidade interior da função amorosa determina os diferentes aspectos de toda atividade do indivíduo. O copulador sempre acaba conseguindo, forçando, esfregando, com técnicas especiais para atingir seu objetivo de uma maneira eficiente; o tipo passivo será vítima daquilo que o ativo lhe impõe. O caráter genital, ao contrário, sempre deixa as coisas funcionarem e acontecerem; sempre mergulha profundamente no momento que está vivendo, seja amar uma mulher ou um homem, seja montar uma organização ou executar um trabalho."[9]

Todo aquele que vive em *streaming* confronta-se dolorosamente com as couraças do mundo. No decorrer da terapia torna-se cada vez mais difícil para aqueles que se firmam na camada interna sentirem-se bem em suas condições habituais de vida. Quanto mais avança o processo de dissolução das couraças, mais sensíveis se tornam em relação às couraças dos outros. Um passeio em um shopping lotado pode tornar-se uma experiência penosa, assim como ir ao cinema, bater papo ou qualquer tipo de distração convencional. Alguns de meus pacientes logo prevêem que cedo ou tarde terão de mudar de profissão, porque percebem que pouco a pouco vão perdendo a "máscara" necessária para exercê-la.

Uma jovem tinha um "emprego dos seus sonhos" como gerente de relações públicas em um grande conglomerado. O trabalho que vinha desenvolvendo nos últimos três anos, com grande vitalidade e sucesso, tornou-se cada vez mais árduo. Depois de um ano de trabalho corporal pediu demissão, para evitar ser demitida. Ela simplesmente não conseguia mais desempenhar aquela função.

Uma outra paciente, que conseguiu dar um passo decisivo em uma de suas sessões, escreveu mais tarde:

"Depois da sessão fui para casa a pé, apesar de o caminho ser longo, mais de uma hora. Não sabia para onde ir com toda aquela energia, eu só queria gastá-la. Cheguei em casa; havia um estranho sentado na cozinha. Tinha a mesma aparência de sempre e fazia o que sempre fazia. Ainda assim, tive a impressão de estar o vendo pela primeira vez, isto é, vendo realmente quem ele era. E não consegui ver nele absolutamente nada passível de ser amado. Não senti qualquer ressentimento ou dor, só um enorme vazio. E uma voz dentro de mim perguntando: 'Quem é este homem com quem você viveu os últimos oito anos e meio?'"

Esses são apenas dois exemplos de inúmeras histórias semelhantes. Gostaria de ressaltar o fato de que o desenvolvimento dessas duas mulheres não as levou ao desastre do desemprego ou à infelicidade no relacionamento, mas que elas encontraram força para um novo caminho. A maioria daqueles que têm a coragem de enfrentar o processo de dissolução de couraças têm também a coragem de se entregar à vida. O desenvolvimento dessas mulheres, assim como o de muitas outras pessoas com quem trabalhei e inclusive minhas experiências pessoais, confirmam e reafirmam a exatidão da nítida distinção que Wilhelm Reich faz entre a vida com e sem couraça:

"O organismo com couraça não percebe nenhum fluxo plasmático, um notável contraste com aquele sem couraça. À medida que as couraças afrouxam, surgem impressões de fluxos, que o organismo com couraça sente, a princípio, como uma sensação de ansiedade. Uma vez dissolvidas completamente as couraças, fluxos orgônicos são vivenciados como prazer. Assim, todas as reações são tão fundamentalmente transformadas, *que podemos falar de duas condições biológicas totalmente distintas e essencialmente díspares.* É claro que esta mudança não ocorre em todas as ocasiões, mas onde acontece é acompanhada de mudanças fundamentais nas sensações orgânicas; e com as sensações orgânicas, toda a concepção do universo se transforma rapida e radicalmente."[10] (Grifado por mim, L.N.)

Viver em função do *streaming* é um modo de viver; as atitudes originam-se naturalmente da camada interna e não são motivadas pelas couraças. *Streaming* significa deixar-se movimentar pela vida em vez de tornar-se cada vez mais preso a uma estrutura conceitual criada por si mesmo ou pelos outros.

Streaming significa seguir a lei cósmica da atração: uma carga energética mais baixa busca uma mais alta, procura conectar-se com cargas cada vez mais altas. Toda a busca humana segue esta lei.

"Toda religião verdadeira corresponde à experiência cósmica, 'oceânica' do homem. Toda religião verdadeira contém a experiência de uma unidade com um poder onipresente e, simultaneamente, de uma dolorosa separação temporária deste poder. O eterno anseio da volta à origem ('volta ao útero' ; 'volta à boa terra de onde viemos'; 'volta aos braços de Deus' etc.), de ser novamente abraçado pelo 'eterno', permeia todo o anseio do homem. Está na raiz das grandes criações intelectuais e artísticas; é o cerne de todo anseio durante a adolescência; permeia todos os grandes objetivos da ordem social. É como se o homem tentasse entender sua separação do oceano cósmico; idéias como 'pecado' originam-se de tentativas para explicar esta separação. Tem de haver uma razão para não estarmos unidos a 'Deus'; tem de haver um meio de voltarmos a nos unir novamente, de voltar para casa."[11]

Naturalmente, viver em função do *streaming* não é o estágio final do crescimento humano. Na verdade é o oposto: o verdadeiro desenvolvimento humano só ocorre quando provém da camada interna, depois de as tendências sub-humanas das camadas externa e intermediária, depois de a neurose, a psicose, a psicopatologia terem sido transcendidas.[12]

Com isso abordamos de passagem questões que vão além do trabalho corporal, terapia ou "experiência pessoal"; ou seja, questões de verdadeira espiritualidade. Em um capítulo mais adiante voltaremos a este assunto.

A terapia, de modo geral, tem como objetivo orientar-se para tudo o que é humanamente possível. Se tiver início o estar-no-mundo humano, onde nem a máscara social sub-humana, nem o medo, a vergonha, a raiva, a inveja ou o desejo pelo poder determinem o "estar-junto", aí então toda terapia normal deve ter como objetivo pôr as pessoas em contato com o seu cerne biológico, e na posição de viver a partir do cerne e não da couraça.

Exercitar uma influência sobre essa profunda camada biológica provoca mudanças em todas as outras camadas secundárias. Reich escreve:

"Passamos a não mais trabalhar apenas com os conflitos individuais e couraças específicas, mas com a própria função vital. À medida que — gradualmente — aprendemos a entender e a influenciar esta função, as funções puramente psicológicas e físicas são automaticamente influenciadas. A especialização esquemática está portanto descartada."[13]

No decorrer da terapia corporal, problemas e conflitos de conteúdo tornam-se cada vez menos o propósito imediato do trabalho. São apenas uma expressão externa do fluxo de energia impedido ou bloqueado. Se a couraça da personalidade se dissolve, o mundo parece distinto; subitamente, alguns poderes são liberados para remover os problemas até então considerados "insolúveis". Não mais que de repente os problemas deixam de ser objeto de consideração e são relegados a seu próprio destino — novos limites e desafios são vislumbrados.

Portanto, a tarefa é encontrar um caminho de acesso rápido para este cerne biológico mais profundo. Na maioria dos casos, o trabalho corporal logo dá resultado, muitas vezes já na primeira sessão. O paciente pode ter muitas couraças, pode ser muito difícil de entrar em contato. Mas há, com freqüência, eu diria até quase sempre, pelo menos uma pequena rachadura na couraça, que dá acesso para a vida vegetativa que se esconde. Eventualmente pode parecer uma caça ao tesouro: é preciso descobrir a porta secreta, achar o caminho através de uma passagem subterrânea que leve ao centro.

Se alguém me procura, primeiro observo o que se movimenta, vive, pulsa, flui. Não procuro o que é tenso, sem vida, encouraçado; aquilo já é suficientemente visível.

Quando encontro esta porção de vida, presto a maior atenção nela. Freqüentemente não passa de algo sutil, talvez um sorriso, um gesto, algum movimento espontâneo que vem do cerne, esgueirando-se pela malha da couraça.

Para prestar atenção a um movimento assim tão rudimentar, espontâneo, não há necessidade de nenhum esforço terapêutico ou pedagógico, pois aquilo que está vivo naturalmente atrai, é gracioso, tocante. Através desta porção de vida é que entro em contato. E assim ela se engrandece, se aprofunda e ganha em significado na experiência e na consciência do paciente, que começa a sentir cada vez mais esse pulsar, tem *streaming,* e se sente bem. Desta forma, um oásis de bem-estar surge no deserto da couraça. No decorrer do trabalho muitos destes oásis de vida se desenvolvem e, aos poucos, ocupam superfícies cada vez maiores.

Assim, o trabalho acontece essencialmente de dentro para fora. O poder natural do cerne biológico é utilizado para derreter e destruir a couraça a partir do interior. Portanto, não é o terapeuta que manipula e intervém nas camadas a partir do exterior, mas sim o próprio paciente que é levado e encorajado a usar seu próprio poder no processo de dissolução de couraças e assumir a responsabilidade por este processo — literalmente — trepidante.

Conforme o trabalho progride torna-se cada vez mais fácil chegar ao *streaming* durante uma sessão. Finalmente, em toda terapia bem-sucedida haverá uma fase distinta: o paciente começa a se identificar com o *streaming*, aceitando-o como seu estado natural e passa a viver as fases de autocontração como um incômodo desvio do *streaming*. Típico sinal deste desenvolvimento: a reação do paciente à percepção de suas couraças deixa de ser resignação ou vergonha e muitas vezes passa a ser de raiva "sagrada" e forte determinação; raiva de todos os mentirosos, repressores, humilhadores e intimidadores presentes em sua biografia, e determinação de nunca mais permitir que ninguém exerça sobre ele tanto poder falso e indigno.

A essa altura a luta está definida em favor da vida vegetativa e já se vislumbra o fim da terapia. A situação inicial foi radicalmente transformada, pois no início do trabalho, na maioria dos casos, o paciente identifica-se fortemente com suas couraças, sua personalidade, suas queixas e vivencia os momentos de *streaming* como exceções anormais e muitas vezes assustadoras.

Essa mudança radical da autopercepção pode ser vivenciada de inúmeras maneiras. Robert, um ator de trinta e poucos anos, descreveu assim seu ponto de mutação:

"Depois da sessão corri para o Gaensemarkt, que estava abarrotado de gente. Eu estava remexido, como normalmente ficava depois das sessões, mas daquela vez foi diferente. Sentia-me como um balão, que se expandia de uma maneira muito agradável até explodir. E agora o mais incrível: percebi claramente como todo o meu jeito 'normal', o ser tímido, amedrontado e contido, como tudo isso era apenas uma fina camada superficial, de qualquer modo, não verdadeira. Interiormente eu me sentia completamente diferente, cheio de força, calor e segurança. Continuei caminhando; era bem a hora do *rush* e havia gente em todo lugar.

Por um lado, eu estava completamente normal, o que quer dizer normalmente tímido e distante; ao mesmo tempo, divertia-me, vendo a mim mesmo como se estivesse na televisão. E algo dentro de mim, cheio de alegria, falava sem parar: este não sou eu, este não sou eu, não de verdade! E, de repente, tudo desmoronou: comecei, no mesmo instante, a cumprimentar e a conversar com pessoas totalmente desconhecidas, não com brincadeiras ou para provocá-las, mas simplesmente porque eu estava transbordando de alegria e energia. E muitos sorriam de volta para mim..."[14]

Logo, em algum momento no decorrer da terapia, a energia vital é liberada e a cada sessão faz com que a couraça seja derretida, penetrada, aberta. E, cada vez mais, as sessões acabam no *streaming* total do organismo.

A essa altura, quando alguém então chega consistente e cada vez mais profundamente ao *streaming,* começa a última fase do trabalho. Agora trata-se de *viver* o *streaming* também fora do contexto terapêutico, de assumir completa responsabilidade por ele, de aprender a *permanecer* consistentemente neste alto nível energético.

Em média, a maneira convencional ou social de se lidar com um potencial desenvolvido de energia física e mental é o gasto, o desperdício, a dispersão através de práticas degenerativas.

A alternativa para isso é uma prática regenerativa da vida, que começa com ações triviais do cotidiano. Pode-se descascar uma maçã de modo a reforçar a contração: numa postura distraída ou agitada, tensa, deleitando-se em devaneios. A mesma ação pode ser realizada para se obter poder: concentrando-se no processo originário do *streaming,* pela meditação.

Um dia cheio de ações degenerativas resulta em exaustão e depressão. Ao final de um dia cheio de ações regenerativas sobrevêm o cansaço natural e um bem-estar geral do organismo.

Assumir responsabilidade por seu próprio *streaming* significa decidir a cada momento a favor do *streaming* e contra a couraça. A partir da sempre renovada decisão a favor do *streaming,* consolida-se com o tempo uma disciplina natural, a "disciplina do prazer" (Al Bauman). Esta disciplina, que absolutamente nada tem a ver com qualquer forma de repressão ascética, progressivamente passa a incluir todas as áreas da vida, sobretudo a nutrição, o movimento, a sexualidade, bem como a disciplina da atenção em geral.

Com a experiência, fica cada vez mais claro como, por exemplo, hábitos nutricionais degenerativos ou práticas sexuais degenerativas interrompem o *streaming,* o ciclo de poder vital e baixam o nível de energia. Ao contrário, fica cada vez mais evidente como a nutrição e a sexualidade regenerativas aprofundam a pulsação e o *streaming.*

Enquanto se é capaz de viver estavelmente por um período no *streaming* é cada vez mais difícil suportar a perda deste estado. Todas as drogas e distrações sociais deixam de ser atraentes, cada nova decisão pelo *streaming* torna-se uma verdadeira entrega ao *streaming* em cada ação e interação; é a verdadeira arte de viver, mesmo em condições difíceis.

Uma palavra mais sobre a relação entre *streaming* e medo: a qualidade do medo muda no decorrer do processo: medos neuróticos no primeiro plano (ansiedade nas provas, nos ambientes sociais etc.) desaparecem ou deixam de ser uma resistência para a ação. Medos existenciais mais profundos vêm à tona: intensa ansiedade orgástica, medo de identidade e, por último, medo da morte, medo da morte do ego.

A entrega às nossas próprias sensações de *streaming* converte-se numa maneira de viver, uma maneira de viver repleta de riscos e desafios. O fluir torna-se mais e mais prazeroso; a repressão de qualquer tipo torna-se cada vez menos tolerável. Mais e mais conceitos, princípios e obviedades sociais são arrastados pelo poder vital. Ao mesmo tempo, o medo da "perda de identidade" torna-se cada vez maior. Este "eu" perde gradativamente sua evidência e a suspeita de que é a última porção de couraça a ser dissolvida torna-se progressivamente mais visível. O anseio e o medo desta descoberta começam a aumentar.

Todo aquele que chega a esse ponto provavelmente sente-se só. Uma atração não sentimental e profunda por tudo que está vivo, está presente. A máscara nos relacionamentos pessoais não é mais tolerada; a necessidade de intimidade e entrega plenas passam a reger o "estar-junto".

Porém, é extremamente difícil encontrar-se alguém capaz de um encontro nesse nível. Tem sorte quem encontra um parceiro com desenvolvimento similar ou que tem a possibilidade de viver todo o processo acompanhado de pessoas com igual motivação.

Ao final volta-se novamente para o início. Percebe-se que tudo era, na melhor das hipóteses, apenas uma preparação, que se pode começar uma vida verdadeira somente a partir daquele momento, com hesitação e desconhecimento. De um professor é que se precisa nesta fase, não de um terapeuta. Agora o desafio não é mais a auto-realização; esta ilusão estourou como a famosa bolha de sabão. Esta individualidade não pode ser preenchida; é um leito de rio muito pequeno para o oceano do *streaming*.

NOTAS

1. Wilhelm Reich, *The Mass Psychology of Fascism.* Nova York, Farrar,

Straus & Giroux, 1985. [Edição brasileira: *Psicologia de massas do fascismo*. São Paulo, Martins Fontes.]

2. Wilhelm Reich, *Character Analysis*, 3ª edição, Nova York, The Noonday Press, Farrar, Straus & Giroux, 1965. [Edição brasileira: *Análise do caráter*. São Paulo, Martins Fontes.]

3. Consultar capítulo 4, 'Identificação Vegetativa'.

4. Ola Raknes, *Wilhelm Reich and Orgonomy*. Baltimore, Pelican Books, Inc., 1971. (Edição brasileira: *Wilhelm Reich e a Orgonomia*. São Paulo, Summus Editorial, 1988.)

5. Stanley Keleman, Bioenergetische Konzepte des "Grounding", *in:* H. Petzold (org.), *Die neuen Körpertherapien,* Paderborn, 1977.

6. O termo energia é retirado de uma discussão científica acerca do sentido do materialismo científico ocidental. Pode-se viver "energia", mas dificilmente descrevê-la categoricamente. Um entendimento mais profundo requer o estudo daqueles cientistas que transcenderam em seu trabalho os métodos científicos "ocidentais". Reich estava neste caminho e o trabalho de Randolph Stone é outro exemplo impressionante. Para mim, o estudo dos escritos dos grandes mestres espirituais, como Vivekananda ou Da Love-Ananda, parece ser o mais proveitoso. Como sugestão, algumas citações:

"A vida é um mistério. É uma essência espiritual de energia. A respiração que brota do Infinito. O Desconhecido Criador de todas as coisas, a energia centrífuga da Vida em geral. Tudo foi criado por esse processo, da Sua Palavra de Sonora Essência Espiritual reverberando através do espaço infinito. 'A Palavra de Deus'. O Superior sustenta o inferior.

Toda a vida abaixo daquela Alta Esfera Espiritual é mantida e sustentada por aquela energia central, a fonte provedora de todas as coisas que vivem, se movimentam e respiram. Esta irradiação de Energia Espiritual é a própria vida do nosso sol, que em sua trajetória irradia energia, calor, expansão e crescimento para todas as criaturas e coisas sobre a terra. A Energia Central Desconhecida que vem de cima é a energia vital e a consciência do homem, dos animais e de toda a vegetação. No homem, ela rodopia como chacras ou centros da substância etérica do eixo cerebrospinal, os pivôs de todas as funções corporais. A energia vital flui do interior em direção a cada substrato e a cada centro de energia para as funções conscientes ou incons-

cientes do homem e do cosmos, a fim de abastecer o pequeno e o grande Universo."
(Dr. Randolph Stone, *Polarity Therapy,* Vol. 1. Sebastopol, CA, CRCS Publications, 1986.)

"Segundo os filósofos hindus, o universo é composto de duas matérias, uma das quais chamam de *akasa.* É a existência onipresente, completamente penetrante. Tudo que tem forma, tudo que resulta de combinação originou-se deste *akasa.* É do *akasa* que vêm o ar, os líquidos, os sólidos; é do *akasa* que vêm o sol, a terra, a lua, as estrelas, os cometas; é do *akasa* que vêm o corpo humano, o corpo dos animais, as plantas, qualquer forma que possa ser vista, ou captada pelos sentidos, tudo o que existe. Ele não pode ser percebido; é tão sutil que está além de toda percepção comum; somente pode ser visto quando se condensa, quando adquire forma. No princípio da criação existia apenas este *akasa.* No final do ciclo, os sólidos, os líquidos e os gases, todos fundiram-se em *akasa* novamente, e a próxima criação parte outra vez deste *akasa.*

Mas qual o poder que transforma *akasa* neste universo? O poder do *prana.* Assim como *akasa* é a matéria infinita onipresente deste universo, *prana* é o poder infinito, onipresente que se manifesta neste universo. No início e no final de um ciclo tudo se transforma em *akasa,* e todas as forças presentes no universo voltam ao *prana;* no próximo ciclo, do *prana* emana tudo que chamamos de energia, tudo que chamamos de força. É o *prana* que se manifesta como movimento, como gravidade, como magnetismo. É o *prana* que se manifesta nas ações do corpo, nas correntes nervosas, na força do pensamento. Desde o pensamento até a força mais baixa, tudo é tão-somente a manifestação do *prana."*
(Vivekananda, *Raja-Yoga.* Calcutá, Advaita Ashrama, 14ª impressão, 1970.)

"A dimensão etérica da força ou a manifestação da luz permeia e circunda nosso universo e todo corpo físico. É o campo de energia, magnetismo e espaço em que os elementos mais baixos e mais brutos funcionam. Assim, seu 'corpo etérico' é a concentração específica da força que permeia e envolve, que se associa com seu corpo físico.

Serve de condutor entre as forças da luz e da energia universais e o corpo físico.

Em termos práticos de experiência cotidiana, o aspecto etérico do ser é a nossa natureza sentimental, emocional e sexual. O corpo etérico funciona através do sistema nervoso e corresponde a ele. Funcionando como meio de comunicação entre a mente consciente e o ser físico, controla a distribuição e o uso da energia e da emoção. É a dimensão da vitalidade ou força vital. Sentimos a dimensão etérica da vida não somente como energia e poder vitais, como forças magnéticas e gravitacionais, mas também como o jogo infinito da polarização emocional, positiva e negativa, perante os outros, os objetos, o próprio mundo, perante tudo que existe."
(Da Free John, *Look at the Sunlight on the Water*. San Rafael, 1983.)

7. Este campo energético de comunicação é o segredo de todo tipo de intuição, como também fundamento do trabalho corporal intuitivo.
8. Informação pessoal dada por Al Bauman.
9. Wilhelm Reich, *The Murder of Christ*. Orgonon, Rangeley, Maine, Orgone Institute Press, 1953.
10. Wilhelm Reich, *Ether, God and Devil*. Nova York, Farrar, Straus & Giroux, 1973.
11. Wilhelm Reich, *Ether, God and Devil, cit.*
12. A distinção entre humano e sub-humano foi tirada dos escritos de Da Free John, *e.g., The Dawn Horse Testament*, Clearlake, 1987.
13. Wilhelm Reich, *Character Analysis, cit.*
14. Comunicação pessoal.

3. FORMAÇÃO DE COURAÇAS

Loil: O termo "formação de couraças" não tem uma conotação militar por acaso: Reich escolheu este termo muito conscientemente. Ele poderia ter escolhido "enrijecimento", "tensão muscular crônica", ou qualquer outra coisa. Optou por "formação de couraças" por ter uma visão mais clara que qualquer outro acerca da "formação de couraças", ou seja, da guerra dentro do corpo, com todas as suas conseqüências devastadoras e destruidoras. Em seu livro sobre câncer, ele dá uma descrição esclarecedora do câncer e de como ele se desenvolve a partir das couraças. É sintomático que o trabalho de Reich sobre a formação do câncer, seu tratamento e prevenção, interesse hoje a pouca gente, e menos ainda aos que se dedicam à pesquisa oficial. Vale a pena ler o livro *Biopatia do Câncer*, não necessariamente por seu assunto principal, o câncer, mas pelas interessantes considerações sobre como a vida funciona.

A formação de couraças pode se dar de várias maneiras. Em primeiro lugar, obviamente, pensamos no sistema das contrações musculares crônicas, nos enrijecimentos do tecido e, por último, mas não menos importante, na couraça da personalidade — a estrutura psicológica rígida.

Sabe-se que a couraça tem função dupla, de proteção contra o exterior e contra o interior. Nada pode entrar nem sair sem controle. É claro que este objetivo também pode ser alcançado através de diversas formas de couraças: óculos escuros, roupas, barbas. Títulos acadêmicos e administrativos prestam excelente serviço à couraça: Prof., Dr., PhD., primeiro assistente de diretoria em um ministério, psicólogo *(risos)*, carros, cigarros, filosofia de vida, enfim, qualquer coisa pode ser usada para reforçar a couraça. O álcool não pode faltar nesta lista; muitos alcoólatras têm bem poucas couraças corporais. Uma inspiração profunda, e tudo começa a se movimentar. Então o álcool serve de couraça.

Portanto, a meu ver, couraça é tudo que é cronicamente rígido, fixo e que impede o fluxo e a expressão da vitalidade que há em nós. Acima de tudo, impede a possibilidade de um encontro profundo, intenso, totalmente conectado a partir do cerne. Este encontro, energeticamente falando, implica sobreposição e penetração e é satisfatório em si mesmo. Todos já tivemos essa experiência. Em vez disso, a couraça encoraja todas as formas de contatos substitutos ou pseudocontatos, com embalagens cada vez mais reluzentes e insípidas... Nada disso é "verdadeiro".

Esse é o maior anseio das pessoas: relações verdadeiras, que preencham, sejam íntimas, encontros onde nada interfere, onde é possível sentir-se a si mesmo e a outra pessoa, onde se pode ser uno com o outro. O tema é o desenvolvimento desta ligação íntima que transcende os limites da existência solitária de cada um, por momentos ou por períodos cada vez mais longos.

Por outro lado, é exatamente isto o que a maioria das pessoas teme, esta qualidade de encontro, em que os joelhos amolecem, o coração bate mais forte e tudo começa a vibrar, pulsar e fluir à medida que a couraça se dissolve.

A pior situação para muitos pacientes é ficar a sós com o terapeuta em uma sala e não saber o que dizer ou fazer. Não há assunto, problema, exercício, nada. Apenas eu e você no jardim. Não há nada em que se possa agarrar, nenhuma pauta, não há expectativa. Quase todos ficam muito nervosos em situações como esta, e os padrões neuróticos — o tipo de couraça — tornam-se evidentes.

Muitos terapeutas também sentem medo dessas situações; começam logo a tratar das couraças, por exemplo, estruturando tudo. Na verdade todo o cenário terapêutico pode facilmente tornar-se um instrumento da couraça e um meio de evitar o contato. Deve-se tomar cuidado com isso. Especialmente em nosso trabalho, o perigo da ritualização mecânica é muito grande. Muitos, tanto pacientes como terapeutas, acreditam que o verdadeiro trabalho acontece no colchão e, então, negligenciam o resto. É claro que isso é absurdo. O trabalho no colchão deve, a cada sessão, brotar organicamente do contexto geral. E há sessões em que não se usa o colchão, porque alguma outra coisa é mais importante.

Algumas pessoas se apressam em ir logo para o colchão. Quase tiram suas roupas quando ainda estão na porta e logo pulam no colchão, cheios de iniciativa, à espera de instruções. É claro que isto não leva a lugar algum, no máximo a uma "ginástica-do-distanciamento". Para essas pessoas

41

muitas vezes é o maior dos desafios sentar-se e conversar frente a frente com alguém por uma hora. Isto se aplica particularmente àqueles que estão no início do processo. Pessoas em estágios mais avançados da terapia corporal também querem, na maioria das vezes, ir logo para o colchão, mas aí é diferente, mais coerente. Não é uma fuga.

Pergunta: De onde vem exatamente esse medo imenso de intimidade?

Loil: Em última instância é o medo da morte. Todo encontro verdadeiro é uma troca, uma mistura de energias corporais que leva a uma dissolução parcial e temporária dos limites do campo de energia de cada um. Parece uma "perda de identidade", a pessoa não sabe mais quem é. Quanto mais intenso e íntimo o encontro, mais forte o sentimento de dissolução. Não é possível ter-se um encontro assim e ao mesmo tempo continuar dentro dos limites antigos e seguros. Seria o mesmo que comer o bolo e querer conservá-lo ao mesmo tempo. Esta dissolução causa medo; quanto mais intenso o encontro, maior o medo. Um simples exercício pode demonstrar isto. Você sabe o que acontece quando aproxima uma da outra as palmas de suas mãos: há um ponto onde seus campos de energia se encontram. É como se elas começassem a dançar, é como se passassem a movimentar-se espontaneamente. Você pode fazer o mesmo com todo o seu corpo. Para fazer este exercício escolha alguém que lhe agrade e que você gostaria de conhecer melhor. Fiquem em pé, um de frente para o outro, e encontrem o ponto, a distância, onde seus campos começam a se sobrepor. É preciso olhar-se nos olhos e respirar. E continuar olhando, respirando, deixando acontecer, naturalmente sem risos ou outros escapismos. Abra espaço para o que estiver acontecendo e permita-se viver o momento. Depois de alguns minutos ocorrerá o primeiro abrandamento, a maioria de vocês experimentará uma espécie de conflito entre fugir ou continuar; então, aos poucos, todo o lixo virá à tona: toda a paranóia, todas as mágoas, os choros e ranger de dentes. Se permanecerem assim por mais de meia hora, perceberão a mudança — não serão mais o que eram no começo. Se conseguirem ficar assim por uma hora ou mais, disso resultará uma profunda meditação sobre seu relacionamento. Este é um dos métodos mais eficazes que conheço para dissolver a couraça na região dos olhos e do peito.

Pergunta: Às vezes tenho dificuldades em reconhecer que os comportamentos têm origem na pulsação natural, no *streaming,* e que comportamentos se originam na couraça. À primeira vista algumas pessoas são tão soltas e naturais que só depois de algum tempo percebo algo de errado. Mas, muitas vezes, não encontro uma razão para isto. Não existe algum tipo de regra para se diagnosticar?

Loil: Existe: confie nos seus sentimentos!

Pergunta: Mas eu posso me enganar totalmente!

Loil: Mas este é exatamente o ponto. Esta consideração de poder estar errado, de que primeiro preciso coletar mais informação, de que não devo julgar ninguém precipitadamente e mais isso e mais aquilo. Tudo isso soa racional e social, mas origina-se na couraça. Porém, o primeiro sentimento espontâneo de que algo aqui está errado, a que você se referiu há apenas um minuto, este sentimento vem do *streaming* e é a primeira pista para o diagnóstico.

É claro que podemos errar. E existem pessoas que erram o tempo todo e projetam seus erros no mundo. Isto depende do grau de neurose ou de couraça de cada um. E vocês não são tão neuróticos. Ninguém aqui é. Se fossem, não fariam parte deste grupo de treinamento. Este grupo foi cuidadosamente selecionado. E vocês já fizeram dois anos de treinamento. Dois anos de treinamento intensivo de conscientização corporal. Confiem nos seus sentimentos! Ainda mais radicalmente! Deixem-se levar pelas suas impressões. Reich descreve isto de uma maneira muito bonita em seu livro *Análise do Caráter:* quando um paciente entra na sala expressa-se com sua personalidade total, consciente ou inconscientemente. E esta expressão completa transmite-se imediata e concretamente ao outro como impressão energética. "Expressão, impressão" — estas palavras devem ser entendidas literalmente. Toda informação é dada no primeiro momento e é legível, ou melhor: é possível senti-la, desde que estejamos suficientemente abertos. Alguém entra na sua sala e você tem toda a história de uma vida na sua frente, o drama completo. Na semana passada, comecei a atender um novo paciente. Ele chegou e começou a me contar coisas decoradas, uma conversa bem preparada para conseguir passar no teste ou algo do gênero. Eu desliguei na mesma hora. Mas toda a minha compaixão estava ali com aquele bebê torturado, ameaçado, odiado, sentado na minha frente. Falava e falava como um adulto sensato, e a única coisa que vi e senti foi o pânico, o terror, o medo em seus olhos, em todo o seu corpo. E pensei no meu filho Jim, de apenas quatro meses de idade, pensei quão vulnerável, inocente e adorável ele é. O homem falava sem parar, e eu subitamente explodi, comecei a chorar amarguradamente; ele ficou estarrecido, e então eu lhe disse a exatamente o que estava se passando dentro de mim. Ele parou de falar, olhou para mim incrédulo, e então um soluço saiu de seu peito, um soluço que há muito tempo eu não ouvia. Durante o resto da sessão ficamos apenas sentados, olhando às vezes um para o outro, e mal conversamos. A sala estava preenchida pelo nosso encontro. Ao final ele me abraçou afetuosamente, sem palavras. Tenho certeza de que logo voltará. E aí então poderemos começar o trabalho... Ah, sim. Não pensem que eu sempre começo assim. Este foi um acontecimento bastante espontâneo. Não se pode inferir nenhuma técnica a partir disso.

Voltando à pergunta: a plena identificação da couraça do paciente naturalmente depende do grau de couraça do terapeuta. A idéia é a de que o terapeuta tenha substancialmente menos couraças que o paciente, caso contrário o trabalho não funciona. É evidente que um terapeuta com, por exemplo, um grande bloqueio visual não pode fazer uma terapia corporal com alguém que seja esquizóide. Em várias formas de psicoterapia, como por exemplo Terapia Comportamental e Gestalt-terapia, o requisito básico para um trabalho eficaz é que o terapeuta tenha a seu dispor uma variável de comportamentos maior para poder ter mais "escolhas" que o paciente em cada situação e para que assim possa sempre oferecer uma antítese ao seu paciente. À primeira vista isto faz sentido, mas não é tão simples, porque, por exemplo, no começo da Gestalt-terapia — e provavelmente até hoje — muitos psicopatas podiam causar sérios danos como terapeutas ou orienta-dores, porque não possuíam o instrumento de controle restritivo, de repressão, que o neurótico normal possui, e assim impressionavam as pessoas com sua aparente falta de vergonha e medo.

Muita sujeira aconteceu naquela época, e muitos só vieram a perceber bem depois — se é que perceberam — que atuaram apenas como figurantes no jogo psicopata do poder entre sedução e intimidação. Falo por experiência própria. Meu primeiro terapeuta era um tipo assim. Levei alguns anos para perceber o quanto ele era desestruturado e o mal que causava. Paradoxalmente, dei um passo importante naquele período: nunca mais permitir que nenhuma falsa autoridade crescesse à minha custa. Hoje reconheço essas pessoas a quilômetros de distância e não passo nem perto delas.

O que se exige do terapeuta em trabalho corporal é, portanto, não só uma variável de comportamentos mais ampla, mas algo biologicamente mais alicerçado: o processo de dissolução de couraças num nível mais profundo. Disso resulta uma variável de comportamento natural, não apenas conceitual. Mais especificamente: o terapeuta deve ser capaz de viver predominantemente do *streaming* e não das couraças. Assim, o reconhecimento da couraça em outra pessoa torna-se um assunto muito simples, intuitivo.

Tudo que provém do cerne biológico é então intuitivamente sentido como gracioso, estético e harmônico. Também as ações que provêm da couraça são intuitivamente sentidas como esquisitas, duras, mecânicas ou muito suaves, educadas, "fabricadas", algo nelas é estranho, não convence.

Como exercício, ligue a TV em um programa de que goste. Políticos, jornalistas, apresentadores e outras figuras da vida pública têm normalmente couraças muito fortes. Toda a noite, nos noticiários, pode-se observar lábios superiores endurecidos, sobrancelhas sempre arqueadas, maxilares tensos, olhos muito juntos e paranóicos... *(Loil cita algumas pessoas importantes pelo nome e imita-as)...* É assim que eles dão entrevistas, é assim que eles são na cama e é assim que eles nos governam. Provavelmente não há nada mais aborrecido que pessoas com muitas couraças, que negam suas perturbações a si próprias e que tentam compensar com trabalho e poder. Podem tornar-se muito perigosas quando chegam a posições de poder absoluto. Portanto, o melhor que se pode fazer é controlar os políticos, não importa de que partido. Políticos desenvolvem fortes couraças porque precisam delas para realizar seu trabalho. Mesmo em pessoas muito populares como *(Loil cita dois políticos de destaque pelo nome),* de longe pode-se perceber a perturbação. A maioria delas, em seus contatos pessoais, são desinteressantes, pois a couraça só permite a repetição continuada de ações padronizadas, que sempre se repetem, não deixando nenhum espaço para o "estar-junto", que está relacionado com a situação e com a ligação.

Para aqueles que não têm TV, um espelho resolve. Arrogância é totalmente imprópria, pois todos temos mais ou menos couraças e sofremos das inibições e fixações relacionadas a elas. É bom termos em mente que em cada caso o desenvolvimento das couraças foi originalmente uma solução criativa para uma situação difícil. Cedo ou tarde, o recém-nascido é confrontado com poderosas limitações à sua expressão vital e expansiva — principalmente por parte dos educadores e freqüentemente de uma

45

maneira hostil e ameaçadora. É muito raro os pais serem realmente maus. A maioria deles é, na verdade, bem-intencionada, e ainda assim causa danos porque não podem fazer nada melhor do que passar adiante suas próprias couraças. Os bebês são um desafio enorme. Querem tudo, imediatamente, sem demora. Quando não conseguem têm um acesso de raiva. Não conhecem convenções, não são "racionais", são apenas um amontoado de energia cósmica, diretos, espontâneos, radicais. Para a maioria dos pais isto é realmente demasiado. Até os pais amorosos, não neuróticos, que respiram profundamente etc., mesmo nestas ótimas condições ainda há muitos fatores culturais sutis que têm o efeito de reforçar as couraças. As fraldas, por exemplo, produzem um alto nível de frustração genital. A criança não pode tocar seus genitais ou seu ânus e também é muito menos tocada nessas regiões do que nas outras partes de seu corpo. Isto leva a contrações musculares crônicas em todo o corpo, sobretudo nas regiões estrategicamente importantes para o fluxo de energia — os adutores, o diafragma e os ombros.

Pergunta: Por que nestas regiões?

Loil: Faça uma experiência. Imagine que você use fraldas durante o tempo que resta deste *workshop*, aproximadamente três dias, e que não possa tocar diretamente seus genitais, o ânus e toda a área abdominal. No final, venha contar para nós sua experiência. Acho que isto vai responder sua pergunta melhor do que qualquer divagação teórica. Está certo?

Resposta: Ah... veremos. *(Risos)*

Loil: As fraldas são apenas um exemplo. Acho que o melhor a fazer é deixar o bebê andar sem fraldas sempre que possível e fazer freqüentes massagens nele, especialmente nos ombros e nas pernas.

Pergunta: Pode dar outros exemplos?

Loil: Muitos, todos originados do nosso modo de vida ocidental. Por exemplo, quase nenhuma mãe ou pai dispõe ou dedica seu tempo a um longo e direto contato físico com seu bebê, andar com ele sem roupa, peito encostado no peito, ou aconchegar-se a ele na cama. O efeito disto é que a energia não flui o suficiente para a periferia do corpo, e assim a criança não desenvolve um campo forte, não desenvolve nenhuma irradiação e assim por diante.

Logo, o bebê enfrenta grandes limitações nas suas emoções e nos seus movimentos naturais de exteriorização e confronta-se com uma tarefa de difícil solução — encontrar uma maneira de lidar com estas circunstâncias difíceis da vida. A solução para este problema é o desenvolvimento da couraça, tanto psicológica, a couraça da personalidade, como física, o sistema da autocontração. A couraça possibilita à criança consumir a energia acumulada, reprimir o medo, proteger-se e, além disso, ainda que de maneira restrita, enfrentar o mundo.

Nosso trabalho é dissolver a couraça. Em relação a isso, a primeira questão de todo o trabalho é a couraça muscular; fazendo isto, nós basicamente seguiremos o conhecido arranjo segmentar da couraça descoberto por Reich. Em nosso trabalho concreto com o corpo duas condições para que o trabalho tenha mais eficácia devem ser observadas: a primeira é a posição dos pacientes no início da sessão, a outra é que tirem a roupa antes de começar.

A posição padrão, que normalmente preferimos que assumam — deitados de costas, joelhos elevados e pés inteiros em contato com o chão — tem algumas vantagens decisivas. Pode-se trabalhar em qualquer posição de maneira eficaz, em pé, sentado, andando, deitado — seja como for. Mas, esta posição básica permite-nos reconhecer de imediato onde o corpo pulsa, onde está o *streaming* e onde estão as couraças. Idealmente falando, portanto, referindo-nos a uma pessoa com muito poucas couraças, podemos observar o seguinte: inspiração e expiração obedecem a uma pulsação rítmica e constante. Cada inspiração produz uma leve contração, conjunção, concentração das energias do corpo; cada expiração produz uma expansão, uma soltura. No momento de maior expansão o processo retorna para uma conjunção; no momento de maior concentração passa para a fase de expansão e assim por diante. É como estar sentado na beira da praia, sentindo as ondas na rebentação. Quando criança eu costumava ficar deitado, acordado, ao lado de minha mãe adormecida. Sua respiração me fazia lembrar o oceano, para ser exato, me fazia lembrar de Scheveningen, no Mar do Norte. Fechava os olhos e sonhava com as férias de verão passadas ou que ainda estavam por vir — fomos para lá muitos anos.

É imprescindível que se perceba, que se fique consciente deste ritmo básico, desta pulsação, antes de se começar a lidar com qualquer detalhe

47

técnico. Esse é o movimento básico do universo, essa pulsação, expansão, contração. Fiquemos em silêncio por um momento para sentir este pulsar... Ele está em toda parte... em nós, entre nós, preenchendo esta sala... nós estamos neste pulsar... nós somos este pulsar... estão sentindo?

Simplificando, poderíamos dizer que o objetivo de todo o nosso trabalho é habilitarmos a nós mesmos e a nossos pacientes a entrar sem restrições neste ritmo cósmico. Nosso ponto de partida é a respiração. Com a inspiração a força vital flui pelo nosso corpo, no primeiro momento, diretamente para o plexo solar, depois desce para o abdômen, genitais, pernas e pés. Em seguida as partes superiores do corpo se expandem, peito, pescoço e cabeça, até que o corpo inteiro seja penetrado por este poder. *(Risos.)* Idealmente, eu disse.

Na expiração — estamos falando em termos ideais — este poder é liberado outra vez, e no decorrer dessa liberação acontece mais uma vez o *streaming*, desde o centro até a periferia, pelo corpo todo e expande-se além dos limites do corpo para o campo. O peito e o abdômen afundam, os ombros caem, a cabeça inclina-se levemente para trás, a pélvis movimenta-se para cima e para frente, as mãos e os pés esticam-se. O movimento do corpo com poucas couraças no momento da expiração é o movimento de entrega.

Assim, quando alguém se deita na posição básica descrita e respira sem inibições, o espectador perceberá imediatamente um sentimento inteiro, de satisfação, um "aaah, isso"... Simplesmente faz bem ver este movimento respiratório fluido e harmônico, esta onda de respiração, o que estimula um movimento similar em nosso próprio corpo.

Ao contrário, se este movimento fluido, natural, é interrompido ou prejudicado, precisamente pela couraça, o espectador sentirá isto imediatamente como uma perturbação. Nesta posição básica poderemos reconhecer com precisão onde a onda de respiração, o fluxo de energia vital é interrompido, onde está bloqueado, onde estão as couraças, quais grupos de músculos resistem ao movimento natural, quais os movimentos contraditórios que se desenvolvem a partir da couraça. Este é exatamente o ponto de partida do nosso trabalho. Muitas vezes me parece um esculpir: aos poucos, mas com firmeza buscando a boa forma estética. A "boa forma" está sendo talhada no bloco tosco. No futuro lidaremos ainda com as particularidades do arranjo segmentar da couraça — segmento por segmento.

Outras observações a respeito da posição básica. Como já mencionei, ela sustenta a posição de entrega. Na minha opinião foi uma das descobertas mais geniais de Reich, a de que tudo que resta, depois que se supera a estrutura neurótica do caráter, com todos os seus pseudoproblemas e guerras substitutas, é a entrega. Entrega como uma característica essencial do chamado caráter genital, a entrega para as próprias sensações de *streaming*, para um companheiro, para o mundo, para Deus, para qualquer coisa. Depois que todas as lutas foram travadas, depois de acontecerem todas as batalhas, somente a entrega permanece como a principal maneira de existir no mundo. A entrega é o caminho e o meio e a arma mais poderosa do guerreiro em sua luta por um desenvolvimento humano mais profundo no sentido da verdadeira espiritualidade. Todos os grandes ensinamentos e tradições espirituais da humanidade afirmam isto, e Reich antecipadamente o percebeu, trabalhou nesse reconhecimento. A posição básica, a expressão corporal de entrega é, desde o começo, em nosso trabalho, algo como a antítese da couraça. Se pessoas com couraças se colocam nessa posição, é natural que não sintam nenhuma entrega por um longo tempo. Ao contrário, toda a sua resistência se mobiliza contra este sentimento. Sintomaticamente sentem-se à mercê, indefesas, ameaçadas. Elas têm de tomar cuidado; o terapeuta pode fazer algo contra elas; ficam bravas, teimosas, desconfiadas e assim por diante. Então, a posição básica mostra muito claramente os padrões reativos e, ao mesmo tempo, "lembra" o corpo persistentemente da imitação da capacidade de entrega.

Pergunta: Isto soa muito como um objetivo específico do terapeuta. Parece-me que algumas pessoas precisam desenvolver alguma coisa diferente da entrega. A capacidade de determinar limites, por exemplo, ou a capacidade de realizar alguma coisa ou lutar. E ainda deveria ser deixado a critério delas o que querem, afinal, da terapia.

Loil: A entrega não é um objetivo terapêutico. Ela é o resultado natural no término do processo, assim como o acordar vem depois do dormir. É claro que se as pessoas quiserem crescer têm de aprender muitas coisas diferentes no decorrer da terapia — dependendo do seu caráter. Como você diz, muitos têm de aprender a determinar limites, a lutar, a sair-se bem em alguma coisa. Todos têm de aprender a usar seus sentidos, ouvir, ver e sentir. Muitos não têm disciplina alguma, outros não sabem respirar. Se você quiser, há muitos "objetivos". A propósito, nosso trabalho normalmente não começa com o fato de que o terapeuta e o paciente entram em acordo acerca de um objetivo e então trabalham para consegui-lo. Normalmente isto acontece de uma maneira desordenada, porque a vida funciona assim. Os verdadeiros objetivos do nosso trabalho emergem como temas ou imagens do passado e não são definidos *a priori*. O mesmo acontece com a entrega. Ela emerge como tema no trabalho somente quando uma grande parte da couraça tiver sido dissolvida — portanto, quando muitos "objetivos" tiverem sido "ticados". A entrega não é um objetivo estratégico, é o resultado natural que não pode ser planejado, mas que certamente acontece quando a couraça se dissolve. Estamos então simplesmente prontos e capacitados a ser levados pela vida e mal percebemos qualquer tendência teórica ou ideológica contra a correnteza da verdade.

De que estamos falando esta manhã? Na verdade, eu queria falar sobre algo bem diferente. *(Risos.)* Alguma coisa ainda inacabada... Certo! A posição básica é uma diretriz, um parâmetro em nosso trabalho. E o segundo ponto é que nossos pacientes normalmente tiram a roupa.

Em primeiro lugar, por razões muito práticas. As dinâmicas da formação e dissolução das couraças são — com um pouco de treino — diretamente legíveis, visíveis no corpo. Isto diz respeito à tensão muscular, coloração da pele, movimentos sutis, correntes de energia, movimentos da aura e algumas outras coisas. O motivo mais importante, porém, é o trabalho com a vergonha, ou melhor, o trabalho com as humilhações introjetadas. Em nossa sociedade a humilhação é a ferramenta mais eficaz, sutil e infame para intimidar e disciplinar; e parece ser particularmente evidente na Alemanha. Nenhum de nós está livre dela. Todos nós escondemos coisas em que pensamos estar errados ou em que pensamos ser piores que os outros de alguma forma. A natureza não conhece o certo-errado. Al Bauman costuma dizer: "Nenhum sapo é errado." Na maioria dos casos a vergonha está estreitamente ligada com o próprio corpo. Todo o mundo tem muita gordura em algum lugar, é muito magro, muito flácido, muito pouco masculino, muito pouco feminino, muito alguma coisa. Não é mesmo? A vergonha é nossa inimiga. A couraça que resulta da vergonha é a mais difícil de dissolver e interrompe da maneira mais eficaz nossa vivacidade e nossas possibilidades. Se nenhum trabalho é feito com a vergonha fundamental, a terapia normalmente não mostra qualquer resultado ou mantém-se na superfície. E isso requer muito trabalho preparatório, até que a pessoa seja capaz de perfurar essa camada de vergonha consistente como borracha. Por outro lado, é sempre encantador e inspirador acompanhar as pessoas neste ponto, quando conseguem mandar sua vergonha neurótica e os que as humilharam para o inferno.

A nudez e o movimentar-se nu são, desde o começo, uma confrontação com a própria vergonha — para uns mais, para outros menos — e isto muitas vezes leva diretamente ao cerne da perturbação. Economizam-se muitos desvios. Muitas manobras para desviar não são mais possíveis quando se está lá deitado da maneira como se é. Freqüentemente a perturbação ou a lesão do cerne ou ainda o medo fundamental tornam-se muito evidentes, não só para o observador mas também na consciência do paciente. É claro que também se pode usar a nudez para evitá-los, mas quando o terapeuta tem alguma experiência, pára com isso rapidamente. O fato de não mais se poder esconder o corpo e de se ser visto como se é, pode ser muito emancipador e um dissolvente da couraça. Isto vale tanto para sessões individuais como para o trabalho em grupos de treinamento. A grande relação de confiança e intimidade que existe entre vocês — incluindo seus conflitos — certamente tem a ver com o fato de vocês terem conhecido a si mesmos, e também a seus corpos com muita precisão durante os últimos dois anos. Tornou-se praticamente impossível enganarmo-nos uns aos outros aqui. *(Aprovação.)* E tornou-se claro, durante estes dois anos, que nossas semelhanças são maiores que nossas diferenças. Tirar a roupa em grupos de vivências pode vir a ser um problema. É necessário observar cuidadosamente a composição do grupo, se há nele pessoas muito perturbadas. Vamos dar um exemplo: não podemos exigir que uma jovem tímida, melancólico-esquizóide seja observada intensamente por um fálico-sádico. Isto traz vibrações esquisitas ao grupo e só reforça as couraças.

Um outro tema seriam os pré-requisitos do lado dos terapeutas, quando os pacientes tiram suas roupas, mas este é realmente um outro tema, não há mais tempo hoje para discutirmos.

Bem, ainda quero falar sobre uma coisa hoje, mas antes disso quem sabe vocês ainda têm perguntas... respostas... opiniões. O que mais dá para ter? Humores... Sim, Richard.

Pergunta: Há uma coisa com que venho lidando há algum tempo. Tem a ver com o uso de palavras como "couraça", "dissolução de couraça" e assim por diante. Isto é, da maneira como você as utiliza e também como Reich as utiliza, por exemplo, em *Ether, God and Devil,* que estou lendo. Parece-me muito simplista quando Reich separa a vida com couraça da vida sem couraça. Simplesmente não acredito que possa haver pessoas totalmente sem couraças em nossa cultura. Para mim isto soa muito acadêmico ou muito idealista. Podemos nos considerar felizes se conseguirmos um certo, ou por mim até um alto grau de flexibilidade relativa, isto é, de dissolução de couraças. O que posso dizer é que nunca encontrei uma pessoa completamente sem couraças.

Loil: Michael Smith costumava dizer: "A diferença está em se a pessoa domina a couraça ou a couraça domina a pessoa" *(risos)*. Em princípio, concordo com você. Completa ausência de couraças não é mais uma questão terapêutica, mas espiritual, e esse já é um assunto bem diferente. Apesar de muitos colocarem, hoje em dia, terapia e espiritualidade no mesmo saco. Uma não tem nada a ver com a outra.

Wilhelm Reich entendia por couraça o sistema de contração muscular crônica. A certa altura ele considerou-se um ser humano sem couraças. Isto é difícil de provar. De qualquer maneira, muitos de seus amigos e companheiros contam que ele era uma pessoa de extraordinária vitalidade, compreensão, inocência e ingenuidade. No mínimo tinha tão poucas couraças que não conseguiu sobreviver a um ano de prisão. E para sobreviver na prisão é necessário que se tenha um mínimo de couraça. Ele não tinha.

Hoje — trinta anos após a morte de Reich — temos mais informações, mais possibilidades de avaliar seu trabalho, bem como suas idéias sobre couraças. Reich foi um pesquisador conseqüente, corajoso e solitário, que se aventurou muito além de seu tempo e que avançou em áreas completamente desconhecidas, tropeçando aqui e ali em coisas a respeito das quais tirava suas conclusões, não raro geniais. E ninguém, realmente ninguém, estava preparado ou era capaz de acompanhá-lo. Um exemplo marcante disso é um conhecido contemporâneo de Reich, Paul Goodman, cofundador da Gestalt-terapia e que tinha grande apreço por ele e por seu trabalho, defendendo-o em tempos difíceis de perseguição e prisão e até mesmo depois de sua morte. Goodman era um extraordinário conhecedor da literatura psicanalítica publicada e do trabalho de Reich, e um brilhante teórico da terapia. E mesmo assim, num ponto essencial interpretou Reich erroneamente.

Ele não entendeu qual a importância da libertação do cerne biológico, portanto da dissolução da couraça para o estar-no-mundo da pessoa em questão, e contrapôs então sua teoria gestaltista dos limites de contato e a partir disso construiu um antagonismo que sequer existe, porque confundiu os níveis. Para os terapeutas da Gestalt que estão entre nós esta é uma questão decisiva e interessante, a relação entre cerne e superfície, a maneira como Goodman a enxerga e a maneira como podemos entendê-la no trabalho de Reich. Talvez em breve possamos dedicar um tempo ao aprofundamento dessa questão. Vocês podem ler a posição de Goodman em seu livro *Natur Heilt* (A Natureza Cura)[2], uma coletânea de ensaios que acaba de ser publicada.

Fica claro de onde vem o não entendimento de Goodman: do fato de ele ser capaz de aproximar-se de Reich apenas como um intelectual. Mesmo tendo feito terapia com Alexander Lowen, seu modo de abordar Reich é puramente intelectual, acadêmico. Mas não é assim que se chega perto de Reich. É preciso viver o processo que ele descreve, o processo progressivo de dissolução das couraças. Somente assim é que se poderá entender *A Função do Orgasmo* ou a *Análise do Caráter*, e isto tem se repetido inúmeras vezes, cada vez mais profundamente.

Sinto que estou indo muito longe. Acho importante a questão que você expôs, sua objeção. Há muito ainda que dizer sobre o assunto. Até hoje praticamente não existe um verdadeiro reconhecimento científico, uma confirmação ou até mesmo um desenvolvimento do trabalho de Reich. Mas, examinado por outro ângulo seu trabalho adquire um significado totalmente novo. Se nos ocuparmos atualmente com os tão acessíveis grandes escritos e pensamentos esotéricos e espirituais da humanidade — que não eram tão acessíveis a Reich como são hoje — então, subitamente, o caminho de Reich torna-se claro para nós. Todos os grandes ensinamentos enfatizam que há apenas uma via para a libertação, para a iluminação, e esta é a morte do ego, ou melhor: a transcendência do ego, e todos oferecem diferentes caminhos para se chegar lá. E o ego não é nada mais que o sistema total de fixações, identificações e contrações que impedem nossa conexão, nossa unidade com a luz, com Deus, ou que nome se queira dar.

A descoberta da couraça de Reich se encaixa nisto. Nosso trabalho diário com pessoas nos mostra que primeiro se dissolvem as contrações mais fortes e depois as mais suaves. No decorrer do processo bloqueios cada vez mais sutis vêm à tona. No final, lida-se com formas de couraça que mal podem ser fisicamente identificadas; são mais a representação de um papel, uma atitude, que precisam ainda ser trabalhados em termos corporais. E neste momento também atitudes e identificações cada vez mais sutis vêm à tona, o que amarra a energia e prejudica seu livre fluxo. Finalmente, não é mais um grande passo ampliar a descrição de Reich da couraça muscular para o sistema de contrações sutis, para assim também chegar a uma

---

2. Publicado na Alemanha. (N. do T.)

definição mais ampla: o ego é a couraça. Com isso tem-se também um ponto de contato entre o processo terapêutico e o espiritual: a dissolução terapêutica das fixações e das couraças acontece no contexto da existência do ego. No processo espiritual lida-se com a dissolução da fixação que representa o próprio ego. Voltando à questão inicial, a completa ausência de couraças permanece portanto uma questão espiritual: enquanto vivermos em função do ego, teremos couraças, o ego é a couraça. Para dissolver o ego precisa-se de um professor que já tenha transcendido o ego, um verdadeiro professor espiritual. Reich não era, certamente, um deles; estava profundamente apoiado em seu forte ego; e ousou avançar tanto que ficou completamente só. Um professor destes talvez tivesse feito bem a ele. Mas isto são especulações. Em seus últimos anos de vida, Jung teve a chance de encontrar Ramana Maharshi, mas não aproveitou a oportunidade. Sabe-se lá por quê. Quanto mais forte o ego, naturalmente mais forte a resistência à sua dissolução.

Muito bem. Sua observação suscita questões importantes, que se referem a objetivos gerais do nosso trabalho e também àquilo que exatamente entendemos por saúde e liberdade de perturbações. Muitos autores e praticantes no cenário da terapia corporal levam isso pouco a sério. Falam sobre o livre fluir da energia, a dissolução dos bloqueios, e param por aí. Mas o que significa realmente "livre fluir da energia", "dissolução dos bloqueios"? Quando se reflete um pouco mais sobre isso, percebe-se logo que esta pergunta não pode ser respondida no universo das categorias convencionais de terapia. E ainda outra pergunta: quando as energias fluírem livremente e os bloqueios forem realmente dissolvidos, o que acontece? O que vem depois? Com certeza, mais dia menos dia, a morte. Qual é nossa atitude, enquanto terapeutas corporais diante disso? A maioria evita esse assunto com elegância. Mas há uma coisa que simplesmente não se pode deixar de encarar: trabalhamos para aperfeiçoar o corpo, para harmonizá-lo, para integrá-lo cada vez mais, enquanto, concomitante e inequivocamente, ele segue sua tendência mais natural, que é a desintegração, dissolução, decadência, envelhecimento, morte. Então, para que serve todo esse trabalho corporal? Esta questão e todas as outras anteriores referem-se necessariamente à nossa espiritualidade. E para mim, ao lado de todos os outros benefícios que o trabalho corporal traz consigo, uma de suas maiores vantagens é: se o corpo é cultivado de uma maneira conseqüente, inevitavelmente ele o colocará em contato com a necessidade e com o anseio pelo verdadeiro, pelo mais alto desenvolvimento humano.

Bem. Obrigado. Boa pergunta... Vamos terminar por aqui esta manhã?

Pergunta: Eu ainda não acabei. Acho tudo que foi falado interessante e basicamente importante, mas pareceu-me também um pouco tangencial e — como se dizia muito tempo atrás — é pouco relevante na prática. Normalmente as pessoas não se aproximam de nós porque querem ser iluminadas, mas por causa de suas dores de cabeça ou de seus cóccix, ou porque querem sentir-se mais relaxadas. A pergunta, portanto: se a dissolução total das couraças é um problema espiritual, o que podemos fazer então com o trabalho corporal normal, consistente? Qual o nível de dissolução da couraça que podemos realisticamente desejar? Pode dizer algo a este respeito?

Loil: Normalmente há apenas umas poucas pessoas que se aproximam com sintomas iniciais tão estreitamente definidos. Isto é uma pena, porque o trabalho corporal é também uma forma de terapia a curto prazo muito eficaz e pode ser usada como tratamento de sintomas. O trabalho corporal ainda tem o rótulo de trabalho avançado. Sintomaticamente, as pessoas que chegam já fizeram muitas outras coisas antes e em algum momento deixaram de ter progresso. Assim, normalmente, há apenas alguns poucos "pacientes", a grande maioria são pessoas que estão motivadas na direção do crescimento humano e do desenvolvimento da personalidade e preparadas para um processo mais longo.

Voltando à sua pergunta: de um modo geral, que grau de dissolução da couraça acontece no curso de um trabalho bem-sucedido? É difícil responder a isto em termos genéricos. Fico feliz quando no fim as pessoas não estão mais "nas suas cabeças", exceto quando é realmente necessário, quando conseguem fazer a passagem da mente conceitual para a mente perceptiva. Mente conceitual — mente perceptiva: tomei este par de opostos, assim como algumas outras coisas, dos "ensinamentos sábios" de Da Free John. "Mente conceitual" descreve o modo analítico, abstrato, interpretativo do funcionamento da mente e inclui também a capacidade desastrosa de encontrar a vida somente através de um filtro de conceitos, sem qualquer percepção autêntica, e assim "estar constantemente em um filme". Esta é uma das maiores doenças da nossa civilização; somente alguns estão realmente livres disso. "Mente perceptiva" é a capacidade de estar no mundo de uma maneira perceptiva, respirando, sentindo; participar do mundo, ter a capacidade de usar a mente conceitual quando necessário e depois saber colocá-la de lado. Ou, para falarmos em termos reichianos: a questão é dissolver uma grande parte da couraça nos segmentos da cabeça. Quando conseguirmos fazer isso é porque já percorremos um longo caminho. Inevitavelmente isso acarretará mudanças profundas.

Bem, agora eu preciso de um intervalo... Foi uma boa manhã!

4. IDENTIFICAÇÃO VEGETATIVA

Loil: Nosso trabalho é fácil, muito mais fácil do que parece no início do treinamento. Os pré-requisitos são envolvimento e paixão, e com o aumento da experiência torna-se cada vez mais simples e direto. Perde-se progressivamente menos tempo com sintomas biopáticos que muitas vezes parecem complicados e chega-se cada vez mais rapidamente ao cerne. O que para o observador externo muitas vezes parece mágica, não é nada mais que o resultado da utilização de princípios energéticos simples, sobre os quais falarei mais adiante.

Assim, o trabalho é simples, mas seu aprendizado não é fácil. Eu mesmo sentei-me ao lado de Michael Smith durante uns dois anos antes de ter idéia do que realmente estava acontecendo. Presenciei efeitos impressionantes de seu trabalho, como conseguia com apenas alguns passos chegar ao essencial e, acima de tudo, como conseguia provocar uma profunda liberação de uma contração existente. Mas, o que exatamente ele fazia permaneceu para mim um absoluto mistério durante muito tempo.

Tentei desvendar esse mistério dedicando-me ao estudo de Reich e Lowen, especialmente de seus ensinamentos sobre caráter. Aprofundei meus conhecimentos de anatomia e psicologia e muito mais. Nada ajudava. Sentia-me como um estranho diante daquele trabalho que tanto me fascinava e que já tinha me feito tanto bem. Nem mesmo ao entendimento da metade daquele trabalho eu conseguia chegar!

A certa altura as coisas começaram a clarear. Michael trabalhava com uma mulher que já tinha acumulado muita tensão em seu peito, pescoço e rosto no decorrer daquela sessão e de alguma forma esse estado persistia. Ela estava atormentada e não encontrava uma expressão para aquilo que estava claro para todos que a observavam e que tanto a tocava interiormente. Eu não estava completamente concentrado, o resto do grupo parecia inquieto, a todo momento eu me perdia em meus pensamentos e devaneios. Só Michael parecia concentrado e atento ao que estava acontecendo. Isso continuou por algum tempo; eu olhava para Michael, depois para a mulher, entrava em divagações, ia e voltava. De repente, fixei o olhar em seus joelhos. Não havia nada para ser visto em particular, mas meu olhar fixou-se ali. E, também de repente, senti um forte impulso de tocar seus joelhos. Neste mesmo momento Michael colocou firmemente suas mãos em seus dois joelhos: ela gritou umas duas, três vezes, e toda a tensão dissolveu-se em um choro contínuo e profundo.

Subitamente eu estava inteiro ali, extremamente excitado e sentindo alguma coisa como um despertar interior. Michael perguntou-me o que estava acontecendo e eu lhe contei. Ele recostou-se, expirou e disse aliviado: "É isto o que venho tentando ensinar a você o tempo todo!"

O que vinha tentando compreender todos aqueles anos ficou claro em um segundo. Não foi um *insight* intelectual. Foi um conhecimento, quem sabe uma sabedoria, proveniente das profundezas do meu corpo, do meu âmago. Não foi uma hipótese, foi uma verdade irrefutável que *senti* em todas as partes do meu ser. Também me dei conta de que minha abordagem até aquele instante era o meu maior obstáculo. Toda a análise, a vontade penosa de entender, o raciocínio, toda a atitude "científica" convencional bloqueou meu acesso a uma compreensão mais profunda.

De modo que este trabalho não é assim tão fácil de aprender porque a socialização do "estudo intelectualizado" atrapalha, é um obstáculo. Toda a análise, abstração, interpretação, associação — tão importantes e úteis quanto possam ser em outras situações — têm apenas um sentido secundário no trabalho corporal. Isto, para algumas pessoas, é difícil de aceitar. Muitos médicos, psicólogos ou pessoas formadas em outras diciplinas e que participaram do meu treinamento tiveram lá suas dificuldades. Normalmente no começo é mais fácil para os *trainees* que não possuem uma sólida formação científica: artistas, por exemplo, que usam muito as mãos, ou parteiras. Pessoas que gostam de tocar os outros, em geral estas têm um começo mais fácil. Prefiro treinar aqueles que têm coração, que têm boas mãos e que conseguem colocar o coração em suas mãos, e que, é claro, sentem entusiasmo por esse trabalho. Não importa se possuem formação terapêutica profissional ou educação acadêmica. Já existem intelectuais em número suficiente neste ramo. Qualificação formal não é o critério decisivo. É claro que aproximadamente dois terços das pessoas de meus grupos de treinamento são psicoterapeutas ou médicos ou algo similar, e há pessoas muito boas entre elas. Mas também há um terço que consiste em pessoas sem formação profissional e que trazem consigo nada mais que seu entusiasmo, sua boa energia, seu talento e sua determinação e disposição para aprender este trabalho. E tenho me divertido muito trabalhando com este tipo de pessoa.

A capacidade decisiva para o trabalho corporal é a de sentir em seu próprio corpo o que está acontecendo no corpo da outra pessoa. Vou repetir: é a capacidade de sentir em seu próprio corpo o que está acontecendo no corpo da outra pessoa.

Isto, mais uma vez, requer que — no mais autêntico sentido da expressão — possamos receber impressões e que de uma maneira verdadeira, sensível, respiremos o que se passa a nossa volta. Para a maioria de nós isto significa aprender tudo de novo. Fomos ensinados a nos afastar do mundo, a nos retrairmos em nós mesmos. O retraimento passou a ser nossa ação mais simples.

Aqui se trata de abrir novamente a porta, de estar no mundo com todos os nossos sentidos, percebendo, acolhendo, recebendo, respirando. E é especialmente importante não carregar isso como uma bandeira ideológica. Hoje em dia, abertura é algo muito "cobrado". Na maioria dos casos é apenas uma bela idéia, um conceito bonito que se origina da couraça e turva os sentidos. A verdadeira abertura não é uma atitude que se pode comprar, é antes de tudo um assunto muito sensual, físico.

Se você aprende novamente a se abrir, e isto acontece no processo progressivo de dissolução das couraças, mais dia menos dia você entrará em contato com seu corpo etérico, com seu próprio campo de energia. Fica cada vez mais claro, empírico e sensivelmente concreto, que não temos apenas um corpo físico sólido, mas que também estamos envolvidos por um corpo mais sutil, um corpo ou campo energético em constante movimento, em constante pulsação, que faz parte de todo o indivíduo, assim como o cóccix ou a vesícula.

Na verdade, existem outros corpos, ainda mais sutis, que no entanto mal são percebidos em nossa experiência diária e que não têm importância em nosso trabalho. Estamos interessados no corpo sólido, no corpo energético e no relacionamento e interação dos dois.

Então, se durante o decorrer do trabalho nos tornamos mais e mais sensíveis ao nosso campo energético, algo mais fica evidente: não somos apenas capazes de sentir nosso próprio campo mas também o campo das pessoas com quem estamos lidando diretamente. E somos capazes de nos comunicar com outras pessoas *energeticamente,* o que é decisivo para o nosso trabalho. Comunicar-se energeticamente significa transmitir para o outro como estamos, o que sentimos, pensamos e assim por diante, apenas através da emissão, da expansão de nosso campo energético. Tudo acontece além das palavras, gestos ou mímicas. Mas isto não é nenhuma arte ou capacidade especial, porque nós — querendo ou não — estamos ininterruptamente transmitindo para o mundo nossa condição através de nosso campo energético. A arte está, isto sim, no desenvolvimento de antenas para captar estas vibrações que estão constantemente a nossa volta.

É isto que o contato realmente é, o que entendemos primariamente por contato em trabalho corporal: este estar sintonizado, este transmitir e receber alternadamente energia. Michael Smith era um mestre nisso. Você chegava até ele e ele sabia exatamente o que estava acontecendo. Às vezes ele me dizia o que eu estava pensando naquele momento. No começo eu ainda ficava impressionado e perguntava: "Como você sabe?" E ele, sorrindo: "Porque eu te amo." E é verdade. Uma capacidade de captar tão profundamente a outra pessoa só pode se desenvolver junto com uma profunda capacidade de amar. É uma expressão necessária e suficiente da dissolução das couraças de todo o organismo.

A certa altura Wilhelm Reich escreveu que o naturalista tem de amar seu objeto, tem de estar em contato energético direto com seu objeto para ser capaz de pesquisá-lo. O mesmo se aplica a qualquer forma de terapia eficaz: o terapeuta tem de amar seu paciente, no sentido que Reich definiu; caso contrário, nada acontecerá. Estou certo de que mesmo as formas de terapia muito métodicas, muito técnicas, só apresentam resultados porque de alguma maneira na porta dos fundos a medida necessária de encontro e afeição está acontecendo. "A intimidade é o princípio curativo", diz Da Free John. Nunca o método.

Neste contexto Wilhelm Reich fala sobre "identificação vegetativa" e "sensações orgânicas". Ele descreve esta capacidade de sentir a outra pessoa, ter empatia por ela como parte de nosso equipamento biológico fundamental, como um meio de realizar sensual e concretamente nossa conexão com a natureza e o cosmos.

No trabalho corporal esta capacidade é a ferramenta, a qualificação decisiva, o pré-requisito necessário para um bom trabalho. Esta é a razão por que nos meus grupos de treinamento dou o maior valor — o mais alto dos valores — ao desenvolvimento da percepção. As pessoas precisam aprender a tornar-se mais e mais sensíveis a seus próprios movimentos plasmáticos, aos *streamings* e às emoções ligadas a eles. Precisam não apenas aprender a entender-se como campo energético pulsante, mas antes de tudo perceber isto. Precisam aprender a perceber os outros como campo de energia e a entender suas mensagens energéticas. Precisam aprender a confiar em suas sensações e intuições e a não desvalorizá-las imediatamente. Também precisam aprender a dar espaço às suas sensações aparentemente bizarras e incomuns em vez de sempre serem racionais. Precisam aprender a estar em contato com o campo ou, nas palavras de Michael Smith, "a sentar na sopa". Ou como diria Reich: precisam aprender a produzir e manter o *streaming* imediato, o contato vegetativo.

Este é o "currículo" para os primeiros um ou dois anos. É uma aprendizagem fundamental de sensações e intuição. Esta aprendizagem não é absolutamente uma prática mecânica, é um assunto muito emocionante e vivo, em que os participantes necessariamente se vêem consistentemente confrontados com seus limites e tabus, e nos quais as possibilidades e o espaço para o contato substituto se reduzem cada vez mais. A formação da capacidade vegetativa de contato não somente anda junto com a aprendizagem da percepção e da intuição, mas também com o crescimento do anseio. Aquele que experimentou o contato energético direto, vivo, de *streaming* com uma ou diversas pessoas ou com a natureza, este experimentou o amor e nunca mais vai querer voltar para o mundo da vida limitada, egocêntrica, narcisista.

Quando um grupo chega a esse ponto, quando essa sensibilidade estiver desenvolvida pelo menos como um ponto de partida, então — e somente então — começa-se com todo o *know-how* teórico e técnico. A educação da personalidade e a construção dos segmentos: massagem, toque, pontos de pressão, possibilidades de intervenções verbais e assim por diante.

Infelizmente, hoje em dia o treinamento em muitas escolas de terapia corporal acontece da maneira inversa. Começam praticando as técnicas, estudam a tipologia do caráter, e o sentimento que venha depois, de alguma maneira, por si mesmo. O resultado são terapeutas incapazes de produzir contato energético com seus pacientes. Ficam então sentados ao lado deles, montando estratégias. Ah, aqui estamos lidando com um caráter esquizóide, ali de algum modo os olhos devem estar bloqueados, então, deixa-me dar uma apertadinha aqui, vamos ver o que acontece... *(Risos.)*

Mas, falando sério, vejo mesmo o perigo de que a qualquer momento o trabalho corporal seja assumido pelos intelectuais, e que no final sobre apenas uma série de técnicas para carregar e descarregar e todo o assunto vire um livro de receitas culinárias.

Pergunta: Onde você enxerga o perigo?

Loil: Há muitas pistas. Uma delas é que muitos terapeutas e orientadores dão mais importância aos conceitos do que às suas sensações de *streaming*. Há na terapia corporal uma tendência intacta e mesmo crescente de se lidar com tipologias de personalidade, até mesmo de ampliá-las e refiná-las. Com isso acumula-se um conhecimento estático e muito duvidoso, que tem muito pouco valor para o trabalho terapêutico concreto e que é um obstáculo ainda maior para principiantes, pois é a base para um trabalho mecânico, tecnocrático, sem alma.

Para Reich, a busca das estruturas do caráter era um passo necessário na trajetória da pesquisa dos processos energéticos fundamentais, na trajetória do trabalho analítico para o trabalho energético. A terapia corporal só tem futuro quando trabalhada de uma forma radicalmente energética, que leve as pessoas de volta a seus sentidos. Ater-se à análise da personalidade em nome da terapia corporal é dar um passo atrás em relação às posições que Reich finalmente assumiu.

No final das contas, a preocupação excessiva com tipologias de caráter não passa de uma expressão da couraça do cérebro. É a mesma atitude das classificações crônicas e da contagem das pernas das moscas, da pesquisa dos acontecimentos no corpo humano através do exame de cadáveres.

Aqui eu concordo com Malcolm Brown, que escreveu há muitos anos que um terapeuta que ainda continua preso à tipologia depois de um ano de trabalho com um paciente está positivamente bloqueado, porque só consegue seguir seus próprios conceitos e não o que realmente acontece.

Pergunta: Mas para alguma coisa ela deve servir. Tão inútil a tipologia do caráter também não pode ser. Você não trabalha com ela em nenhuma situação?

Loil: Eu aprendi tudo isto muito cedo e de uma maneira muito completa, e precisei de um bocado de tempo até conseguir enxergar meus pacientes de novo sem essas lentes na minha frente. Na verdade eu não dou mais muita importância para ela. É um pouco mais que uma brincadeira intelectual, só. Eu costumava me orientar pela teoria do caráter quando encontrava dificuldades no trabalho. Hoje em dia, quando encontro dificuldades, apóio as costas, respiro profundamente e espero pela próxima inspiração. Na maioria dos casos isto é suficiente. Entrar na teoria significa perder o contato.

Voltando à sua pergunta: há ainda uma outra tendência que está relacionada com a análise do caráter e que é a crescente mecanização da terapia. A cada semana há um modelo terapêutico inteiramente "novo", "naturalmente integrativo" ou "integrado", com um nome de sonoridade mais ou menos interessante — hakomi é um desses exemplos — e que finalmente chegaram à tão esperada síntese de Reich, Buda e quem mais se queira. Eles também vêm com apêndices cheios de instruções de como consertar o *bodymind**, em mapas rodoviários para uso doméstico! *(Risos.)*

Havia uma música popular alemã, muito ridícula que dizia: rebite primeiro as cantoneiras... *(Risos.)* É muito parecido com o que se escreve nestas obras integradas: se aqui está beliscando, então aperte ali e ao mesmo tempo puxe aqui e sopre lá e, é claro, sempre respirando bem. *(Risos.)*

Por mais idiota que possa soar, a verdade é que toda terapia corporal que não se baseie no *streaming* e no contato vegetativo, mas sim em técnicas, pode ser em princípio descrita como mecânica.

O paralelo com o desenvolvimento da Gestalt-terapia para mim é recorrente. Na década de 60 a Gestalt-terapia era a antítese vital e criativa de tudo que existia. E devia sua divulgação e eficácia acima de tudo a seu co-fundador, Fritz Perls. Perls não era um grande teórico, como hoje criticam os que se auto-intitulam continuadores da Gestalt-terapia. Mas ele tinha uma percepção e intuição geniais e entrava em contato de uma maneira inigualável: com humor e radicalismo. Quando li seus livros pela primeira vez, como terapeuta behaviorista convicto, fiquei imediatamente tomado de emoção e entusiasmo. Era como se alguma coisa tivesse me sacudido, uma emoção explosiva. Havia algo de divino, sem exagero, parecia uma faísca divina.

Havia então a Gestalt-terapia, havia Fritz Perls e logo houve também o "perlismo". Os representantes do "perlismo" eram todos aqueles que copiavam mecanicamente as técnicas pessoais descobertas por Perls, a maioria delas muito originais e criativas, e que as passavam adiante como Gestalt-terapia. Foi assim que o mal-entendido propagou-se, especialmen-

---
* Corpo/mente. (Nota da R. T.)

te depois da morte de Perls: a Gestalt-terapia passou a ser um conjunto de técnicas fixas, como por exemplo *hot seat* e coisas parecidas. Na verdade, Gestalt é uma determinada postura a partir da qual todo aquele que pretende ser terapeuta deve desenvolver seus próprios métodos, aqueles que mais se ajustem à sua pessoa.

Hoje, vinte anos mais tarde, o "perlismo" se impôs inteiramente como a verdadeira Gestalt-terapia. *(Risos.)* Isto vale especialmente para o cenário alemão da Gestalt. O poderoso, efervescente movimento dos primeiros anos, que era anarquista no melhor sentido, provavelmente encontrou sua última forma com a fundação de associações terapêuticas, que preferem cultivar a vida social e mendigar fundos junto a tradicionais organizações de saúde. E no Natal enviam cartões aos associados, desejando boas-festas. *(Risos.)* É a pura verdade. Fritz Perls se contorceria no túmulo.

O trabalho terapêutico prático é muito parecido. Há muito poucos bons terapeutas e orientadores da Gestalt. Os muito bons estão na maioria sentados em seus oásis fazendo suas coisas. As grandes instituições de treinamento — instituição e Gestalt são, por definição, incompatíveis: a instituição é rígida, fixa, a Gestalt é fluente — as grandes instituições treinam sob a pressão de fatos econômicos, e dá no que dá: qualquer um vira terapeuta. Vinte anos depois de Perls ter iniciado uma prática terapêutica criativa e inspiradora chegamos a um ponto em que o que a Gestalt era, ou poderia vir a ser, não passa de um trabalho burocrático, mecânico, rotineiro e cheio de outras aberrações desse tipo.

Pergunta: Você está aborrecido mesmo, hein? *(Risos.)*

Loil: Estou, essas coisas me aborrecem. *(Risos.)* O mesmo acontece em terapia corporal, quando os técnicos e o seguro-saúde dos técnicos tomam conta. [*Technikerkrankenkasse* é um seguro-saúde especial na Alemanha.] Decidam vocês!

Pergunta: Mas há alguma coisa entre você e a Gestalt. Essa veemência... Fritz Perls diria que você ainda tem alguma coisa para resolver com a Gestalt-terapia.

Loil: Sim, ainda há alguma coisa. Penso que ainda não disse realmente adeus. Por um lado estou feliz e agradecido por todos estes longos anos, anos também muito difíceis que passei com a Gestalt. Sem a Gestalt eu não estaria sentado aqui hoje. E tive muita sorte de ter tido professores excepcionais como Isa Bloomberg e Roger Trenka-Dalton, a quem devo muito, inclusive pelo trabalho que venho desenvolvendo atualmente.

Por outro lado, e é provavelmente aí que ainda estou ligado à Gestalt, não quero já admitir completamente que há limites intrínsecos na Gestalt-terapia. Que ela avança até a camada interna tão raramente e fica tão freqüentemente presa na camada intermediária. A princípio fica-se impressionado com a rapidez com que as pessoas atingem a camada intermediária. Isso funciona muito bem na Gestalt-terapia. Também é muito bom que expressem mais suas emoções secundárias na camada intermediária. Mas isso é tudo. É aí que encalham. Na melhor das hipóteses ainda adquirem uma estrutura sólida do eu para a guerrilha diária, e até isso está certo. Mas, normalmente, este é o ponto final. Regra geral, a Gestalt-terapia não avança até o cerne biológico, não vai fundo o suficiente e não produz uma base biológica para as verdadeiras mudanças de caráter.

No trabalho corporal nós, basicamente, não lidamos com técnicas, mas com relacionamentos. Oferecemos um relacionamento, não um método. Nós, como terapeutas corporais, devemos estar prontos e ser capazes de entrar em relacionamentos pessoais profundos com as pessoas com quem estamos trabalhando. No decorrer do trabalho, na maioria das vezes, ocorrem explosões emocionais consideráveis: ansiedade, afeição e paixão em grandes dimensões. Mas também ódio, raiva, hostilidade e tristeza são liberados e vêm à tona. Se nessa hora o terapeuta não for "alguém de casa", se for apenas uma máscara ou um psicotécnico que está ali, então o trabalho chegou ao fim. É péssimo ir tão fundo e o terapeuta não ser capaz de acompanhar você. Nesse trabalho temos de ser transparentes em nosso contato. Por um lado por causa da força emocional, que não deve ser apenas "terapeutizada", mas sim, *encontrada*. Por outro lado, porque tocamos nossos pacientes, e o contato físico direto é uma expressão sensorial direta do que sentimos por alguém, do que sentimos pelo paciente. O corpo não mente, como se diz com tanta propriedade. Há pouco tempo li um artigo em um congresso de terapia corporal onde o autor, Tilman Moser, dizia que terapeutas corporais lidam com "afetos primitivos a temperaturas de alto-forno". Esta descrição é linda.

Só se pode fazer esse trabalho — esta é minha convicção mais profunda — quando existe uma intensa afeição pelo paciente. Com menos que isso, não funciona. O resto é terapia de movimento, ginástica.

Pergunta: Acho que entendo o que você quer dizer, quando declara que o terapeuta precisa amar seu paciente. Mas tenho dificuldade em transmitir isso para pessoas que estão interessadas no trabalho mas que não sabem muito sobre ele. Por exemplo, se digo aos meus colegas na universidade: "O terapeuta deve amar seu paciente!", eles vão rir de mim ou perguntar se eu encontrei Jesus ou algo parecido.

Loil: Já falamos sobre isso anteriormente: quando falamos de amor em trabalho corporal, naturalmente não nos referimos ao amor da *Gruenen Blatt* [revista alemã vulgar] ou da *Frau im Spiegel,* portanto não nos referimos ao amor de mau gosto, sentimental, condicional, limitado, narcisista, que se confunde com a sexualidade mistificada, com a pornográfica ou com a total falta de sexualidade. *(Risos.)* Referimo-nos à afeição natural por todo ser vivo, que se manifesta espontaneamente quanto mais se dissolve a couraça do coração. Não se pode explicar isso a alguém que não tenha experimentado o *streaming,* o contato energético. Então, se as pessoas na universidade ficam rindo, deixe-as rir. E faça o que puder para permanecer em seu próprio *streaming*. Isso é mais convincente e mais atraente que qualquer palavra.

Amar o paciente significa que o terapeuta tem de vir da posição do *streaming,* tem de estar solidamente ancorado na terceira camada e assim ter ao seu dispor uma sensação orgânica que funcione.

No trabalho corporal é indispensável que o terapeuta se movimente em um nível muito alto de energia. Ele precisa ter uma pulsação vigorosa, um campo denso e forte, e precisa ser capaz de "irradiar" estas qualidades.

Em termos práticos, o trabalho consiste no confronto constante do paciente com o *streaming* do terapeuta. O terapeuta precisa estar sempre em contato com o paciente a partir de seu próprio *streaming*. Esta é a arma mais poderosa na luta contra a couraça: quanto mais forte o confronto, mais eficaz a intervenção. Assim que se verificar uma boa ligação energética, basta que o terapeuta esteja presente com seu *streaming,* seu campo. Assim, todos os exercícios, técnicas, instruções — pelo menos a maior parte deles — servem muitas vezes apenas para alimentar a mente do paciente e distraí-lo, a fim de possibilitar o encontro energético sem interrupções.

No que diz respeito ao campo energético entre paciente e terapeuta, o paciente tem uma carga mais baixa, um campo mais fraco e uma pulsação mais fraca. Carga mais baixa busca carga mais alta. Esta é uma simples lei energética. Portanto, o terapeuta é atraente para o paciente. O paciente sente-se atraído no verdadeiro sentido da palavra. O que não significa que o paciente será ou deverá tornar-se igual ao terapeuta. Mas, com o tempo, desenvolverá um nível energético similar ou pelo menos mais alto que o anterior. Assim, no sentido energético, há um movimento do paciente em direção ao terapeuta. A tarefa do terapeuta é em primeiro lugar estar disponível como "carga mais alta" e somente depois como alguém que vai ajudar a remover os bloqueios do caminho.

Os pacientes têm problemas onde não há *streaming,* onde nada flui, onde a carga está abaixo ou acima do normal, onde o fluxo de energia está estagnado; em resumo: onde a pulsação está alterada. O terapeuta dirige sua presença energética, bem como o toque concreto de sua pulsação, para as áreas em que o paciente não tem pulsação, até que a vida retorne. É o contato com um outro sistema vivo, pulsante, que é precisamente o ponto. É uma transferência de força curativa. É isto que significa um bom contato, amor e o que terapia deveria ser na minha opinião: uma transferência de força curativa.

Pergunta: Mas, às vezes, não é tão fácil amar o paciente. Alguns pacientes apresentam-se, especialmente no começo, como completos idiotas. E aí?

Loil: Isso depende de quão completo o idiota é. *(Risos.)* Cem por cento das vezes, é claro, o prognóstico é bem ruim. *(Risos.)* Como se trata um idiota completo? A resposta é simples: trata-se um idiota completo como um idiota completo! *(Risos.)* Isto significa, se as coisas ficam muito ruins, põe-se alguém assim para fora o quanto antes... Falo somente de poucas pessoas, do tipo das que são "um pé no saco". *(Risos.)* Mandar alguém assim embora desta maneira é provavelmente a única coisa que se pode fazer por este tipo de pessoa. Confrontá-lo com sua responsabilidade, expressando-se claramente.

Mas tipos assim tão característicos... são raros. Normalmente as pessoas que chegam até nós possuem alguma simpatia e vivacidade, ainda que muito rudimentar. Esta é a primeira coisa em que presto atenção: o que está vivo? O que está se movimentando? O que está pulsando? Para poder trabalhar preciso encontrar pelo menos um mínimo traço de vida vegetativa original.

Há pouco tempo uma jovem me procurou. Sua personalidade parecia estar cobrindo completamente toda a sua superfície. O corpo estava contraído no cerne: toda a energia parecia estar sendo afastada da superfície, a pele era pálida e fria, o rosto contorcido numa careta como alguém obrigado a olhar permanentemente para uma luz ofuscante. A cabeça estava cheia de ideologias, cheia de regras, de como as coisas deveriam ser; não parava de pensar em tudo que tinha feito de errado no dia anterior. Conversamos por uma meia hora, e eu não conseguia achar o caminho. Então, perguntei se tinha filhos. Isso mudou tudo. Começou a falar sobre sua filha de dois anos de idade. Ao fazê-lo, subitamente mostrou um brilho no olhar que me surpreendeu e me tocou. Eu já estava meio decidido a não aceitá-la como paciente, mas então surgiu um ponto de partida. Nesse meio tempo tivemos umas cinco ou seis sessões e o trabalho está progredindo bem.

Ou ainda um outro exemplo, uma experiência de um ano atrás. Um homem chegou até mim, muito desagradável, ereto até o último fio de cabelo. Prepotente, sabia tudo. Já tinha lido Reich, claro. Era vaidoso e arrogante: em resumo, era o bastante para fazer qualquer um sentir-se mal. Mas não era um completo idiota, tinha uma rachadura em sua couraça. A rachadura era a maneira como pronunciava o "u". Cada vez que ia dizer uma palavra com um "u" longo seus lábios, normalmente muito duros, formavam uma boca de criança e seu rosto adquiria a inocência de um bebê, completamente afetuoso. Fiz com que pronunciasse várias palavras com "u" longo. Ele colaborou, provavelmente só para provar o quão idiota eu era. Então, fiz com que dissesse palavras infantis: mumu, gugu, dudu. Ele continuou colaborando, mas já começava a tremer em volta do queixo; começava a vacilar. Então, fiz com que dissesse um longo "uuh", repleto de anseio. Depois do terceiro ou quarto "uuh", ele entrou em colapso.

Assim, o importante é sempre aquilo em que você presta atenção como terapeuta: a couraça do caráter ou a pulsação, o que está rígido ou o que está vivo, o que está preso ou o que é gracioso. Muitos terapeutas revelam-se ineficazes quando se concentram demais na couraça, nos problemas ou no conflito. Fazem isto porque eles mesmos ainda estão muito identificados com suas próprias couraças. Como terapeuta corporal você tem que estar identificado com o *streaming*, caso contrário nada irá funcionar.

Pergunta: Eu ainda tenho uma pergunta completamente diferente: há poucos instantes falávamos sobre campo de contato e as intuições que resultam dele para nosso trabalho. Eu nem sempre estou certo de que parte de tudo que passa pela minha mente durante uma sessão com um paciente é intuição e o que é simplesmente tagarelice mental. Afinal de contas, algumas intuições são muito pouco claras ou contraditórias. Eu normalmente sinto muito as coisas, mas depois não sou capaz de ordená-las e, às vezes, fico apenas confuso. O resultado é, muitas vezes, que não tenho idéias claras para poder agir. Isso muda com o tempo? *(Risos.)* Ou eu simplesmente não tenho talento? *(Risos.)*

Loil: "Continue, continue andando, meu bem!" *(Risos.)* As idéias, inspirações, impulsos que ocorrem durante o trabalho podem ser divididos em dois grupos principais. A saber — vocês podem tentar adivinhar três vezes — os impulsos vindos da couraça e os impulsos vindos do *streaming*. Os impulsos que se originam na couraça têm na sua maioria uma qualidade de "agora eu poderia fazer isto", ou "agora eu preciso integrar os braços, as pernas, ou isso ou aquilo" ou "mas eu não posso simplesmente me sentar aqui e não fazer nada" ou algo parecido. Trata-se sempre de "preciso", "deveria" ou "não devo". Estes impulsos são provenientes do eu-ideal, mais explicitamente, do medo. Se você tiver um desses impulsos, jogue-os fora, eles não valem nada. Ou são impulsos muito lógicos, muito razoáveis. Estes também não valem nada.

Você vai perceber que os impulsos que se originam do *streaming*, provenientes do contato com o campo, são acompanhados por uma reação de todo o corpo. É um tipo de acontecimento — "ah-há", um "claro, é isso mesmo", um sentimento autêntico. Estou certo de que alguns de vocês conhecem o *focusing* de Gendlin. É um método de autoquestionamento e auto-ajuda para quando se está de alguma forma bloqueado e que contempla também as reações do corpo. Gendlin chama esta sensação corporal repleta de verdade muito apropriadamente de *felt sense* e a reação corporal correspondente ele chama de *body shift*. Assemelha-se ao nosso trabalho: quando uma intuição vem acompanhada de um *felt sense* e de um *body shift*, então você sabe o que tem que fazer.

Muitas intuições são bem sutis, silenciosas, suaves. É preciso aprender a ouvi-las e a senti-las. Não é o Reich em pessoa que vai aparecer e sussurrar no seu ouvido: "Herbert, agora o diafragma, ou algo assim."*(Risos.)* Na maiorias das vezes são vibrações muito tênues que nos mostram o que fazer. Muitas vezes são meros pressentimentos; outras vezes são idéias completamente malucas, inspirações bizarras que você mal ousa aceitar. Intuições que não fazem nenhum sentido, não têm lógica ou implicam alto risco. Há algum tempo atrás um amigo e colega meu teve um impulso imperativo durante uma sessão em grupo de dar um tapa no rosto de um dos homens presentes. Ele hesitou por um momento, mas o sentimento era tão forte que ele atravessou a sala em direção ao homem e deu-lhe um tapa. O homem era duas vezes o tamanho do meu amigo e começou a soluçar como uma criança pequena. Depois de quinze minutos ele se recuperou, dirigiu-se ao meu amigo e agradeceu-lhe. Disse que durante toda sua vida tivera medo de que acontecesse exatamente aquilo e que havia passado metade dela fazendo musculação e karatê para evitar que alguém chegasse tão perto. E tinha tido tanto sucesso em manter as pessoas afastadas que fora fazer terapia. Que coisa incrível! Que coragem! Nem devemos falar muito sobre isso, se não logo vai aparecer algum "fiscal" dizendo que há violência na terapia e o passo seguinte é você cair na boca dos boateiros. Mas, mesmo assim, se é isto que é necessário, deve ser feito! Caso contrário, o trabalho atola-se na mediocridade. E meu amigo não é agressivo, nem psicopata ou coisa parecida. Ele é muito especial, um terapeuta muito experiente e reconhecido, e magro! *(Risos.)* Este, naturalmente, é um exemplo extremo. Eu poderia falar mais sobre isso. *(Risos, assentimento.)* Melhor deixar para mais tarde, durante o jantar. *(Risos.)* É um exemplo extremo. Mas, em princípio, no trabalho, em cada sessão, somos levados por nossas intuições a tomar decisões que se aproximam, que transcendem nossas próprias limitações. Este desafio está sempre presente enquanto estivermos no campo de contato. É isto que faz o trabalho ser bom, eficaz. Para mim hoje é um hábito seguir essas intuições radicalmente, tanto no trabalho como em qualquer outra atividade. Na maioria das vezes são vibrações muito suaves, que se convertem imediatamente em ações, intervenções. Algumas vezes são também idéias bizarras, que tiram a respiração no primeiro momento. Se você agir e seguir suas intuições, muitos pequenos "milagres" acontecem. Para o observador externo parece mágica. Você toca em algum lugar, e o paciente diz "Isto é exatamente o que eu queria", ou "Isto é exatamente o que me faltava o tempo todo". Ou algo parecido. Mais alguma coisa?

Pergunta: Sim. Isto ainda é realmente terapia, o que estamos fazendo? Afeição pelo paciente, campo de contato, intimidade como princípio curativo e outros termos que foram hoje mencionados: tudo isso junto vai além do entendimento convencional de terapia. E se não é mais terapia, como devemos chamá-la? Por outro lado, também não é um assunto privado. Chamamos de trabalho; ganhamos dinheiro com ele, há uma formalidade em volta da coisa toda, horas marcadas etc. Eu, pelo menos, não me sinto mais confortável com as palavras "terapia" e "terapeuta"; elas implicam limites que nós normalmente superamos em nosso trabalho. Mas também não conheço nada melhor.

Loil: Eu, pessoalmente, não me importo com o nome que lhe damos. Para o seguro-saúde ou para as associações médicas eu chamo de "terapia". E para muitas pessoas que chegam até nós é importante para sua orientação e seu próprio entendimento que estejam em "terapia", mesmo que logo percebam que estão lidando com algo diferente do que esperavam como tratamento.

Tendo em vista toda a base do nosso trabalho, do jeito que é, o termo "terapia" é naturalmente um fóssil. Reflete o modelo médico antigo: aqui o terapeuta, lá o paciente. O terapeuta sabe, o paciente não, e portanto vai ser tratado pelo terapeuta e tudo mais. Nesse meio tempo, o fato de que as coisas não acontecem bem assim, já chegou até mesmo às disciplinas médicas clássicas. Por isso que a certa altura as pessoas começaram a falar sobre "relacionamento médico", ou em psicoterapia sobre o chamado "relacionamento terapêutico" ou "relacionamento de trabalho" ou algo parecido. Mas isto também não vai longe o bastante. Todas essas paráfrases sugerem apenas uma separação ou um limite que na verdade não existe.

Quando alguém entra no meu consultório, um assim chamado paciente, então eu aceito completamente o fato de que — pelo menos durante a próxima hora — o objetivo principal da minha vida é estar junto com aquela pessoa. Além disso, em razão de sua mera presença, aceito ser influenciado por ela e influenciá-la. Sinto esta influência sensualmente concreta como contato de campo e como superposição de campos. Reajo àquela pessoa em todos os níveis: emocional, mental, somático, energético. O que quero dizer é: quer você queira ou não, em primeiro lugar há uma troca em nível biológico elementar, um encontro, especificamente um encontro humano, um contato humano que se desenvolve espontânea, natural e independentemente da maneira como os participantes interpretam a situação. Esta é a base de toda a situação. Com isso também se enfatiza que as similaridades que temos uns com os outros são maiores e têm mais peso que nossas diferenças, que estamos mais em conexão uns com os outros do que separados. Não no sentido do "somos todos irmãos", mas no sentido do funcionamento biológico-energético concreto.

Assim, baseamos nossas considerações de trabalho em fatos biológicos, não em hipóteses inteligentes, mas em realidades da nossa natureza, que podemos perceber e sentir com cada fibra e com cada célula. Da mesma forma, sentimos, experimentamos e portanto sabemos, que contato humano elementar — amor é uma outra palavra para isso — que o contato biológico-energético elementar cura, que somos capazes de curar uns aos outros. Reconhecemos estes simples fatos da nossa condição humana, rendemo-nos a eles. É assim que seguimos o fluxo vital.

Como podem expressões como "relacionamento terapêutico" ter algum tipo de significado substancial em face de tão profundas realidades biológicas e energéticas? Não existe o chamado "relacionamento terapêutico". Há somente contatos humanos mais ou menos perturbados, mais ou menos completos.

Pergunta: Mas especialmente em trabalho corporal há níveis de competência muito fortes, muito determinados. Não é raro dizermos às pessoas o que fazer, e de forma muito clara. E, também, de alguma maneira, tratamos delas.

Loil: Depende em que se baseiam esses níveis de competência. Um cirurgião, por exemplo, pode ser muito imaturo em nível humano e ainda assim fazer um bom trabalho. Sua competência está baseada num conhecimento específico. Assim que larga o bisturi e troca algumas palavras com o paciente, essa competência se neutraliza, embora ainda esteja subjacente e generalizada. A competência profissional, então, encobre ou compensa a neurose desta "autoridade".

Não é dessa maneira que funciona em trabalho corporal. Aqui o nível de competência não é baseado na especialização, apesar de ela existir. É baseado no *streaming* mais forte, na pulsação mais forte, no maior campo de energia, no fluxo livre da energia. É baseado na autoridade natural. A autoridade natural tem sempre poder de cura.

Isto implica certas exigências no treinamento de terapeutas corporais. Não é suficiente aprender um método. Todo um processo humano de desenvolvimento e maturidade abrangente e intenso tem que acontecer. Portanto, um grupo de treinamento estável é obrigatório. Por este motivo, depois do período básico de treinamento, que leva de três a quatro anos, é preciso continuar freqüentando um ambiente que dê apoio ao processo de maturação. A maioria dos orientadores-SKAN têm sete, oito ou até mais anos de formação, supervisão e trabalho em grupo. E dá para você perceber isso.

Sempre nos movimentamos em um ambiente que era muito benéfico para o processo de desenvolvimento individual. Portanto, acima de tudo, é importante para mim em meu trabalho com meus alunos criar um campo de energia desse tipo, onde muita coisa possa florescer.

5. ALGUNS COMENTÁRIOS SOBRE A ARTE

Loil: Pode-se começar um trabalho corporal em qualquer posição: em pé, sentado, deitado e, também, é claro, em movimento. Isto corresponde à antiga sabedoria terapêutica de que o melhor é encontrar o paciente onde ele se encontra, e "apanhá-lo" lá onde ele está.
 Porém, para começar uma sessão, preferimos que os pacientes se deitem de costas e levantem os joelhos. Esta posição dá apoio aos movimentos de pulsação do corpo; faz com que os bloqueios apareçam mais claramente, e desde o começo permite que todos se confrontem com a posição de entrega. Falamos sobre isto detalhadamente há pouco[3]. Mais tarde uma mudança de posição é necessária, da horizontal para a vertical. Uma ponte precisa ser construída entre a situação terapêutica e a vida cotidiana do paciente. Mas só isto constitui em si mesmo um tema.
 O que tem de ser feito quando alguém tira a roupa e está ali deitado? Em que se tem de prestar atenção?
 Em primeiro lugar, cuide de você mesmo. A começar pela posição corporal que você escolhe. Alguns sentam bem ao lado do colchão, outros preferem sentar um pouco acima em uma cadeira ou um banco, outros precisam estar realmente próximos, outros precisam de mais distância, outros ainda mudam de posição o tempo todo e assim por diante. É preciso descobrir isto por si próprio, de acordo com o que se adapta melhor a cada um.
 O mais importante é a atitude interior que se toma. É importante que se esteja em *streaming* antes de fazer ou receber qualquer coisa. Que você tenha a sensação que está sentado, está respirando, pulsando em seu próprio

---

3. Cf. capítulo "Formação de Couraças".

campo. Michael Smith achou uma imagem muito linda para ilustrar isso: deveríamos ser como as plantas no fundo do oceano, fortemente enraizadas e movimentando-se para frente e para trás, levadas pelas correntes. Exercitávamos isso por horas, até que se tornou um tipo de meditação, uma entrega a nossas próprias sensações corporais.

O próximo passo é a recepção. Estou dividindo o processo em etapas visando uma melhor descrição. Na verdade, é *um* processo, não pode ser dividido: consciência de si mesmo, contato com o ambiente e ação. A recepção é um processo que envolve o corpo inteiro. É mais do que a "atenção flutuante" que Freud já exigia do analista; é uma presença relaxada do pés à cabeça que se origina do contato com o cerne, uma atitude receptiva, meditativa: o corpo inteiro está pronto para se entregar às impressões provenientes da expressão do paciente.

Isto não deve ser confundido com passividade; cabeça e sentidos estão ativos, ainda que de início sem foco específico. O olhar, o ouvir e o sentir acontecem desfocados. Neste sentido Al Bauman ensina uma técnica que chama de "olhar com o primeiro olho". O primeiro olho é um ponto, uma pequena região no centro do tórax superior à altura do segundo ou terceiro par de costelas, que em algumas anatomias energéticas é descrito como um ponto de concentração, onde muitos sistemas de energia do corpo se encontram. Se imaginarmos que estamos olhando a partir deste ponto — é isto que vamos praticar esta noite — coisas surpreendentes acontecem. Há um silêncio enorme, a amplitude do olhar torna-se muito, muito abrangente, a audição torna-se muito intensa, a respiração aprofunda-se ainda mais.

Certa ocasião Al me contou como tratara um piloto de Fórmula-1 dessa forma. O homem chegou até ele porque tinha problemas com certas curvas nos circuitos; não me recordo exatamente o que era. Al ensinou-o a olhar com o primeiro olho e fez com que dirigisse o carro daquela maneira. Em pouco tempo o homem estava curado. É claro, experimentei aquilo imediatamente, e funcionou. Imediatamente me veio um sentimento muito grande de calma e segurança enquanto dirigia. Mesmo em situações difíceis, em que normalmente me contraio, eu conseguia manter a tranqüilidade, desde que estivesse olhando constantemente com o primeiro olho. A dificuldade está em manter este olhar, independentemente do que possa acontecer. Mas, com algum treino, pode-se utilizar isso em qualquer situação, mesmo sentado em frente ao paciente.

O.K. Você está em seu campo, sintonizado na recepção, e então? O que acontece em seguida, ainda de um ponto de vista amplo, é um tipo de impressão total, de intuição total. A questão simples relacionada a isto é: que diabos está acontecendo aqui? *(Risos.)* Em primeiro lugar é importante deixar esta impressão total ter um efeito sobre você, antes de se concentrar em qualquer detalhe. A impressão total proporciona, em primeiro lugar, a forma, a qualidade específica da "retenção" que se tem naquele dia. Wilhelm Reich usa o termo "retenção" para a caracterização geral do organismo com couraças, e o diz com todas as letras: os ombros podem estar retidos atrás, a respiração ardendo em fogo baixo, a pélvis puxada para trás ou espremida na frente, as costas curvadas para trás e muito mais. Em cada paciente que encontramos o sistema de retenções adquire uma expressão muito individual, que pode ser lida. Quando algumas pessoas se deitam, imediatamente se vê o cachorro surrado, a criança machucada ou intimidada, a criança abandonada ou submissa. Normalmente, os grandes temas são visíveis de imediato. Progressos na terapia podem ser observados especialmente nesta expressão total. E é bonito testemunhar a mudança que acontece nessa expressão total ao longo do tempo, no decorrer do trabalho. Por exemplo, como a expressão crônica de intimidação passa a ser uma expressão de revolta, ou como os sinais de resignação desaparecem do corpo, como o orgulho e a determinação tomam o corpo e o rosto, como tudo isto se mostra estruturalmente no corpo. Isto sempre renova meu entusiasmo.

A essa altura, quando capto a impressão principal, em geral sou levado a me aproximar e tocar a pessoa deitada à minha frente. Este primeiro toque não é uma intervenção estratégica, mas um gesto espontâneo. É uma resposta àquilo que o paciente demonstrou até aquele momento. É um simples toque. Muitas vezes coloco a mão na barriga, no peito ou na testa do paciente, algumas vezes seguro uma das suas mãos, outras, toco-lhe o pescoço, depende. Este gesto espontâneo, esta resposta, acontece em um nível biológico muito profundo e é muito poderoso. Essas mensagens não se expressam com palavras, são mensagens muito simples, como por exemplo: eu entendo você, seja bem-vindo, eu o aceito e coisas parecidas. São essas mensagens existenciais singelas que encontram sua expressão nesse primeiro toque. Ou são mensagens opostas como: não se preocupe, não é preciso se conformar, é possível fazer algo e assim por diante.

Na verdade a mensagem principal desses gestos é uma poderosa antítese ao isolamento, solidão, separação, falta de contato ou desespero do paciente: você não está sozinho, nós estamos em contato. Quando uma pessoa sente isto, se esta mensagem sem palavras chega até ela, então, para a maioria, esta é uma experiência extraordinária, tocante, emocionante. Se esta experiência acontece no início da terapia o trabalho está bem encaminhado.

Mas, repetindo mais uma vez, este primeiro toque tem de ser espontâneo, não pode ser feito ou ensaiado. O corpo percebe isto muito claramente, e toda a terapia pode ser uma perda de tempo desde o início se este primeiro e importante toque originar-se da couraça do terapeuta.

Muito bem. Gradativamente, o foco de atenção torna-se um pouco mais concentrado, mais amarrado. Pode-se observar as regiões do corpo que estão carregadas. Pode-se observar que partes estão pulsando e que partes não estão, o que está se movimentando, o que está obstruído para o movimento, o que está trancado e o que está impedido. Ou pode-se ficar atento ao contramovimento que se opõe ao movimento natural. É neste contexto que Charles Kelly fala sobre pulsação e contrapulsação. Acho o termo "contrapulsação" inadequado, já que o contramovimento não tem a graça natural característica do movimento de pulsação. De qualquer forma Kelly está certo quando enfatiza que a couraça não é um estado, um bloco sem vida, mas uma atividade.

Independentemente do foco de nossa atenção, é inevitável percebermos, experimentarmos e sentirmos no próprio corpo, onde aquela pessoa que está ali deitada respira. A maioria das pessoas respira de uma maneira tão reduzida que grandes partes do corpo não são tocadas pela onda da respiração e, assim, permanecem "subnutridas". Muitas pessoas respiram apenas o necessário para sobreviver. Portanto, com a maior parte de nossos pacientes, em primeiro lugar, é preciso fazê-los respirar. Fazendo apenas isto, certamente a princípio não vai haver uma melhora duradoura ou um aprofundamento da respiração. Depois da sessão a respiração logo volta para o antigo padrão. Fazemos com que a respiração se intensifique porque assim a estrutura da couraça muscular se mostra mais claramente e pode ser trabalhada com mais facilidade.

Como é que se faz alguém respirar? A maneira mais simples é através de instruções verbais. Quase sempre peço ao paciente novato que se deite e respire "normalmente", sem fazer nada de especial. Esta instrução quase sempre tem o efeito de fazer com que o paciente fique mais consciente de sua respiração e só por isso desenvolva uma respiração mais profunda, mais rítmica. Com isso eu ganho alguns minutos para estudar o padrão de respiração e a estrutura das contrações crônicas, e posso assim coletar as primeiras pistas de um diagnóstico detalhado.

Uma outra possibilidade é deixar a pessoa respirar ao longo das principais correntes de energia, descendo da linha frontal pelo meio do corpo desde a boca até o períneo, seguindo por trás do corpo e subindo pela espinha até a cabeça e descendo para o nariz, até que se feche o círculo. Estas correntes de energia são conhecidas no sistema de meridianos da medicina chinesa como vasos servis e guias. Elas comandam todos os centros importantes de energia do corpo. Eu instruo as pessoas na inspiração a imaginar que a respiração corre por trás, subindo pela espinha e passando pela cabeça, e na expiração que o fluxo desce pela frente até a pélvis. Esta é uma técnica muito vitalizante que pode, porém, ser demais para um paciente iniciante. Deve-se tomar cuidado a quem se sugere esta técnica.

Pode-se ainda sugerir a respiração em determinadas regiões do corpo. Por exemplo, para reavivar um peito enrijecido pode-se dizer à pessoa que imagine a respiração entrando no corpo pelo meio do peito e saindo pelo mesmo lugar. Na verdade pode-se fazer isto com qualquer parte do corpo, com a testa, com as solas dos pés, com os genitais; recentemente fiz uma pessoa respirar pelas orelhas. Não há limitações para a criatividade. Esta também é uma técnica muito eficaz.

O que mais temos aqui? Respiração curta e rápida é eficaz. Faço as pessoas inspirarem e expirarem quatro vezes de maneira curta e quatro vezes de maneira profunda, em seguida uma inspiração curta e uma expiração longa. Peço que repitam o procedimento mais vezes. Isto acumula carga. É bom utilizar sons para levar as pessoas a respirarem. O mais simples é pedir que exalem um "s" mudo ao longo de toda a expiração. Este *feedback* acústico aprofunda a respiração. Não é preciso tomar nota agora; ainda vamos praticar isto exaustivamente hoje à tarde. Agora, só estou querendo dar a vocês uma visão geral.

Uma outra boa possibilidade com sons é o chamado *low float*. *Low float* é o mais grave de todos os sons que se pode fazer sem qualquer esforço. Assim, não queremos extrair à força o som mais profundo mas, como já disse anteriormente, conseguir o mais profundo daqueles sons que saem facilmente e trazê-lo para fora no tom de um "a" em toda a extensão da expiração e por várias vezes. Esta é uma técnica extremamente simples e eficaz que aprendi com Emily Derr. O *low float* não faz somente a pessoa respirar bem, mas também provoca uma abertura eficaz da garganta, assim como um relaxamento amplo e global de todo o organismo. Quando você quiser fazer algo de bom para você mesmo, então faça o *low float* por pelo menos cinco minutos a cada manhã, e depois de alguns dias ou semanas ficará impressionado ao notar como está se sentindo bem.

Pode-se também criar variações para *low float*. Pode-se instruir as pessoas que deixem o som sair não só pela boca mas também pelos olhos; isto significa que devem imaginar que o som na verdade sai de seus olhos. Além disso pode-se pedir-lhes que mandem o som para certo ponto. Isto intensifica muito o efeito.

Outra variação do *low float* é colocar a mão no peito do paciente e pressioná-lo ligeira e repetidamente em pequenos intervalos, enquanto ele emite o som. Também aqui se desenvolve um *feedback* acústico eficaz. Ao fazer isto, muitos indivíduos conscientizam-se pela primeira vez do volume de sua voz. Alguns jamais imaginariam possível os poderosos sons que daí emergem.

Outra poderosa variação do *low float:* fazê-lo andando sem sair do lugar, lenta ou rapidamente, dependendo do estado de espírito. Isto não somente leva muitos à respiração, mas também ao ponto central de seus dramas.

Porém, deve-se ter cuidado com uma coisa: algumas pessoas tendem a inserir sons em sua personalidade. Normalmente, são pessoas com tendências masoquistas ou uma estrutura rígida. A intervenção funciona então não mais contrariamente à personalidade ou à couraça, mas transforma-se num útil instrumento de negação. Na maioria dos casos percebe-se isto logo; tem-se este sentimento imperativo de que alguém está, por assim dizer, abrigando-se naquele som longo e poderia continuar assim por horas. Então deve-se suspendê-lo ou olhar o paciente nos olhos, e isto muitas vezes interrompe o processo. Ou fazê-lo mudar para os sons curtos e fortes, como latidos. Estes, porém, não podem ser facilmente inseridos na personalidade.

E o que mais? Existem muitos outros meios simples, como por exemplo pressionar-lhe levemente o peito com a palma da sua mão durante a expiração ou levantar-lhe levemente o pescoço ou a vértebra lombar durante a inspiração.

Ou ainda métodos mais grosseiros: fazê-los chutar, pisar, bater, empurrar, correr ou pular parado no mesmo lugar; tudo isto também funciona.

Existem ainda algumas boas possibilidades de trabalhar com os olhos para ativar a respiração. Em primeiro lugar, há naturalmente o método reichiano clássico de arregalar bem os olhos. Instrui-se o paciente a abrir bem os olhos durante a inspiração, levantar as sobrancelhas e a testa e, para completar, fazer com que abra bem a boca. Tudo isto muito rápido e de forma veemente, como se estivesse realmente aterrorizado. Durante a expiração permite-se que o rosto se contraia novamente. Na maioria das vezes uns poucos ciclos de inspiração e expiração são suficientes. O método é muito eficaz e deve ser controlado para evitar o risco de hiperventilação.

Pergunta: Deve-se, como um princípio, evitar a hiperventilação?

Loil: Eu não evito, mas também não provoco. Não somos estimuladores da hiperventilação. A hiperventilação é um estado extremo, nada bom para experiências terapêuticas. A hiperventilação acontece — deixando toda a fisiologia do processo de lado — se mais energia, mais poder vital que o organismo pode normalmente tolerar e canalizar está circulando pelo corpo. Muitas pessoas hiperventilam espontaneamente assim que o nível de excitação sobe levemente. Então, é importante que experimentem o processo da forma mais consciente possível, isto é, que se conscientizem do fato de quão estreitos se fazem, do quanto se fecham contra a sua própria energia vital, do quanto se contraem e assim por diante. Acho bobagem interromper o processo de hiperventilação que se inicia espontaneamente. Se alguém passa por essa fase, quase sempre acaba experimentando ou aprendendo algo importante. Porém, você como terapeuta precisa saber exatamente como acompanhar alguém durante a hiperventilação, e precisa saber exatamente o que fazer quando se torna perigoso. Acontece muito raramente de se tornar perigoso, mas você precisa ser capaz de tomar as medidas necessárias. Existem três temas a que dou muita ênfase, além dos assuntos corriqueiros dos grupos de treinamento: o reconhecimento de um perigo de suicídio, o reconhecimento de um desenvolvimento psicótico e precisamente o tratamento de uma hiperventilação.

Há ainda outra possibilidade menos dramática de entrar na respiração através dos olhos: a cabeça permanece tranqüilamente apoiada, somente os olhos se movimentam horizontalmente de um lado para o outro num lento movimento pendular, enquanto a pessoa, é claro, continua a respirar. Aqui é importante que as pupilas percorram todo o caminho até os cantos dos olhos, sem que a cabeça se movimente. Para as pessoas com forte bloqueio ocular este é um exercício difícil, que mobiliza a excitação. Como variante também se pode correr os olhos na vertical, de cima para baixo ou de baixo para cima, ou ainda em círculos, prestando sempre atenção na continuidade da respiração. Outra variante é olhar nos olhos do terapeuta, olhar para um

outro ponto, voltar a olhar para o terapeuta e assim por diante.
Gostaria ainda de mencionar outro exercício que copiei de Will Davis. Ele faz a pessoa imitar todo o movimento da respiração, fase por fase, até que no final está pulsando "por inteiro". Começa com uma respiração profunda na barriga e na expiração a pessoa pressiona os pés levemente contra o chão. Neste exercício ela está naturalmente deitada de costas, com os joelhos levantados. Aos poucos o movimento se completa com os seguintes movimentos isolados: levantar os ombros durante a inspiração e abaixar durante a expiração, cerrar os punhos durante a inspiração e relaxar durante a expiração, juntar os joelhos e afastá-los novamente, movimentar o queixo em direção ao peito e deixar que volte à posição inicial, fechar os olhos durante a inspiração e abrir durante a expiração. Pode-se ainda acrescentar outros movimentos. O princípio é que durante a fase de inspiração ocorram movimentos de contração, e que durante a fase de expiração ocorram movimentos de expansão.

Bem, chega por ora. Falaremos sobre tudo isso de novo à tarde e vocês poderão praticar entre si. Com o tempo descobrirão ou inventarão mais métodos. Mas, no começo, é muito bom que se tenha algumas instruções. Se você estiver usando esses métodos, logo perceberá que não se pode aplicar estas diversas alternativas simples com qualquer pessoa indiscriminadamente, e até que mesmo os critérios "objetivos" são úteis somente de uma forma limitada. Por exemplo, considerações a respeito de quem precisa mais apoio na inspiração ou na expiração, ou qual exercício é o mais adequado para cada pessoa. É bom que se tenha um grande repertório; e ainda melhor é deixar a escolha da técnica a ser usada para a inspiração do momento. Esta é a arte do nosso trabalho e é nela que encontramos seu potencial curativo.

Pergunta: E massagens no início? As massagens são indicadas para fazer a pessoa respirar?

Loil: Sim, claro. Algumas vezes, no início, utilizo massagens leves na área do diafragma ou do occipital. Isto, muitas vezes, ajuda bastante. Ou massagens faciais. Mas, suaves. Naturalmente, massagens mais profundas só se tornam eficazes quando se tiver atingido um nível de carga suficiente.

O.K., chega desse assunto. Às vezes, se nada funciona, pode-se chegar a uma situação onde se queira usar métodos não convencionais. Al Bauman contou-me sobre um paciente, um médico de renome, que pegou um avião e cruzou os Estados Unidos para algumas sessões com Al. O homem se deitou, e não importa o que Al tentasse, ele não se movimentava. Em vez disso ele dizia a Al, sempre em tom lamurioso e arrogante, típico de médicos, quão ruim era o mundo. Al olhou em seus olhos por um momento e disse: "Você é um idiota!" E em seguida o homem começou a respirar. *(Risos.)*

Pergunta: Isso é verdade?

Loil: Se Al diz que é, então é. *(Risos.)* Bem, vamos continuar. O paciente está indo bem com a respiração, o que vem depois? Duas coisas tornam-se evidentes neste momento:

a) a pulsação no corpo, refiro-me à qualidade específica da pulsação da pessoa que está ali, à maneira singular de aquela pessoa estar viva e

b) a forma específica e individual da couraça. A partir daí surge um terceiro ponto, que é como a pulsação e a couraça se comportam antagonicamente uma com a outra, a forma individual e especial que este antagonismo se manifesta naquele indivíduo, naquele corpo. Esse antagonismo não pode ser apenas reconhecido como uma "história congelada" no corpo e na estrutura do caráter, mas como algo que está vivo no presente, louco de raiva, dependendo do temperamento. A luta entre pulsação e couraça, movimento e contramovimento, ao contrário de toda forma acabada, tem sempre um momento inacabado, disforme, pois a luta ainda não se definiu. Uma determinada postura corporal ou uma particularidade do caráter ainda não se estabeleceu e há ainda a possibilidade de que esta fixação não venha a acontecer. Pode-se observar claramente essa luta quando alguém está respirando bem. Ela se manifesta como um tema que se repete sempre. Por exemplo, a onda de respiração flui em direção à parte inferior do corpo e reverbera a cada expiração contra uma contração no abdômen, levando sempre a um empertigamento doloroso do corpo. Ou a energia flui em direção à parte superior do corpo e logo que chega à garganta esta se contrai repetidamente. Ou alguém precisa de espaço e mostra com todo o tipo de gesto involuntário que quer criar espaço. Isso acontece muito.

O importante, portanto, é reconhecer o "processo de frente" nesta luta, o tema, a direção. Aqui, neste caso, já podemos perceber quão pouco útil é um diagnóstico analítico geral do caráter. Qualificar alguém como histérico ou esquizóide não ajuda nada na determinação dos limites entre pulsação e couraça em um dado momento. A pergunta sempre é: como está a corrente de energia neste momento?

Assim, encontramos o antagonismo entre pulsação e couraça lá onde ele está vivo e não onde já assumiu uma forma enrijecida. Quando isto acontece, quando o ponto de junção é detectado, então o trabalho consiste em apoiar a pulsação nesse ponto, exatamente nesse ponto. Não faz sentido apoiar a pulsação em um lugar onde ela já é forte. Por exemplo, em geral não se deixa uma pessoa colérica fazendo exercícios de bater ou chutar. É igualmente sem sentido apoiar a pulsação no lugar onde ela mal se desenvolve. É também infrutífero impelir a pessoa para áreas onde ela não está biológica e energeticamente preparada. Qualquer tipo de "jogo-de-força" é destrutivo nessas situações.

Assim, o apoio ao movimento de pulsação acontece onde há uma boa chance de evitar a rigidez ameaçadora, de penetrar, de derreter a couraça já existente, seja o que for. De início estes passos podem parecer pequenos: aprofundar um pouco a respiração, aprender a emitir sons; os grandes avanços são normalmente precedidos de muitos pequenos avanços.

Nosso princípio de conservar o foco no *streaming* e não na contração, para tornar-se concreto exige que o movimento de pulsação seja apoiado no ponto e no momento decisivos. Estas intervenções podem ser muito sutis. Com a experiência pode-se adquirir mestria para atingir efeitos máximos a custos mínimos. Leves cócegas com a ponta de um lenço de papel na musculatura do osso frontal no momento certo podem destruir completamente uma defesa esquizóide. Levantar levemente o pescoço pode soltar todo o drama gritante da privação oral. Colocar as mãos sobre o plexo solar no momento certo pode acalmar um desespero abafado e levar a uma mudança de perspectiva, a uma perspectiva de confiança.

Essas poucas e objetivas intervenções que muitas vezes para os observadores externos parecem mágica ou arriscadas, são na realidade fundamentadas numa observação precisa das dinâmicas da pulsação e da couraça e, naturalmente, em um bom contato de campo. "Genialidade é aplicação", teria dito Goethe. No que diz respeito ao trabalho corporal, isto significa que uma alta eficiência terapêutica baseia-se em um intenso e contínuo aprendizado da percepção.

Pergunta: O que você acabou de falar sobre as dinâmicas da pulsação e da couraça: como isto se relaciona com o que Reich escreve sobre o trabalho com os segmentos? A regra é trabalhar os segmentos de cima para baixo?

Loil: Reich nunca disse desta forma. Ele predizia todo o ensinamento dos segmentos com a observação de que ainda estava lidando com abordagens hipotéticas muito rudimentares. Foram outros que transformaram isto num dogma. O trabalho não acontece só de cima para baixo, ou segmento por segmento, mas também de fora para dentro, isto é, camada por camada. É verdade que em princípio os olhos se soltam primeiro, depois a região bucal e assim por diante até a pélvis, que só se solta no final do trabalho, no final da terapia. É comum acontecer de a couraça pélvica não se soltar completamente até um longo tempo depois do final da terapia, às vezes até dois anos mais tarde. O processo no corpo continua. A seqüência de cima para baixo vale apenas dentro de uma camada. Quando, por exemplo, atinge-se um certo afrouxamento da pélvis em uma camada superficial, esta pode ser a condição básica para o processo prosseguir no segmento ocular em um nível mais profundo, porque agora há mais " força de impulsão" de baixo para cima. Essa "força de impulsão" deve ser bem dosada; se a mobilização for escassa, nada acontecerá. Se houver excesso de mobilização da energia pélvica, só reforçará a couraça ocular. Pode levar a rupturas violentas de curto prazo e normalmente são experimentadas sem consciência. Portanto, têm um efeito de confundir e desorientar. A couraça fecha-se novamente com mais força, mais apertada que antes. Certa ocasião trabalhei com um paciente por dois anos, somente para conseguir soltar o bloqueio ocular que ele havia conseguido em um fim-de-semana com um "forçador de barra"; sua pélvis se abriu demais e seus olhos puxaram o freio de emergência.

O processo de dissolução da couraça acontece portanto de cima para baixo e novamente de baixo para cima e ao mesmo tempo do exterior para o interior. Isto soa um pouco complicado; pode-se imaginar a coisa toda como uma espiral: do exterior para o interior até o cerne.

Um aspecto do "movimento de baixo para cima" ao qual devemos prestar atenção no trabalho, é que toda a pulsação que é liberada no corpo é trazida para o rosto em expressão mímica.

Existem duas direções principais da corrente de energia: uma circulando ao longo dos caminhos ascendente e descendente, isto é, para baixo pela frente do corpo e para cima desde o períneo, ao longo da coluna até a cabeça e novamente para baixo pela frente. Os taoístas chamam isto de "pequena corrente de energia". Ela corre por todos os centros importantes de energia. A segunda direção é a partir do cerne em direção à periferia e além dela para o campo. Esta direção de energia é responsável por tudo que tem a ver com "irradiação". Em um organismo saudável ambas as direções têm de estar intactas. Se a energia somente circula e não se expressa, ela se represa e cedo ou tarde levará a doenças.

Portanto, cuidamos muito para que a pulsação liberada seja expressa especialmente no rosto, nos gestos, na voz e assim por diante. Na maioria dos casos isto é muito trabalhoso. Acontece por causa das fortes introjeções existentes em nossa cultura, que não mostram o que realmente nos movimenta, como somos por dentro etc. Minha estimativa é de que o trabalho no rosto, nos dois primeiros segmentos, representa noventa por cento do trabalho; o resto acontece relativamente rápido. O rosto representa o corpo.

Pergunta: As correntes de energia que você acabou de descrever, porém, são tipificações ideais. Não existem também correntes de energia patologicamente típicas, dependendo da perturbação ou do caráter?

Loil: Sim, existem. Mas com isto você estaria introduzindo novamente uma tipologia do caráter pela porta dos fundos. Não estou interessado nisso. Acho sempre útil mostrar as correntes de energia "típicas" não correspondendo ao caráter mas correspondendo às emoções básicas. Existem, em primeiro lugar, todas as variantes de expansão: alegria, amor, entusiasmo, entrega. A energia se expande do cerne pelas camadas musculares para a pele e mais além para o campo. Depois, existem todas as variantes da contração: a energia é absorvida da periferia e armazena-se no cerne.

Na raiva a energia se dirige do cerne para a camada muscular. Ela não vai para a pele nem para o campo, fica presa nos músculos. O anseio traz energia para o peito, para o rosto e para os braços e um pouco para os genitais. Na tristeza o anseio é bloqueado; o anseio pelo encontro, ou energeticamente falando, pela sobreposição não ocorre. A energia então pára na boca; ela corre para cima pela coluna, por cima da cabeça e pára na boca: o alcançar com a boca e com os braços não pode acontecer.

Pergunta: E que você acha sobre o dever de casa durante o tempo entre uma sessão e a outra? É algo razoável para você que as pessoas façam exercícios em casa?

Loil: Eu raramente dou lições de casa na forma de exercícios. É certo que existem vários exercícios eficazes, mas o importante é começar com eles no momento decisivo. Exercícios como dever de casa facilmente adquirem uma qualidade mecânica. Algumas pessoas tentam até repetir a sessão terapêutica sozinhas em casa. Elas se deitam, respiram e copiam toda a sessão, mas o resultado não se repete. Então, depois de algumas tentativas, percebem que são precisos dois, *it takes two, baby, me and you*. *(Risos.)* Portanto, poucos exercícios. Mas, eu dou muito valor a outra coisa: que as pessoas transfiram as experiências das sessões para suas vidas. Não é suficiente que as energias do corpo comecem a fluir novamente; elas também têm que se expressar e acima de tudo precisam ser trazidas para o relacionamento com o mundo. Faz pouco sentido as pessoas terem *streamings* completos no colchão e recolocarem suas máscaras assim que deixam o consultório.

Em vez de passar exercícios para casa prefiro ensinar as pessoas como correr riscos em suas vidas. Isto tem um efeito maior em termos de dissolução de couraças que qualquer exercício. O que quero dizer com "correr riscos" não é atirar-se em ações ousadas. Estou falando especialmente de todos os riscos que se apresentam no relacionamento com os outros na vida cotidiana. Cada segundo está cheio de possibilidades de se crescer um pouco. A cada segundo pode-se escolher toda a excitação disponível. Vocês alguma vez, parados em um sinal de trânsito, sorriram para o homem ou a mulher do carro ao lado de uma forma amável? E já fizeram isto ao longo de todo um dia a cada sinal de trânsito? Ou disseram à pessoa ao seu lado no trem o quão simpática ela era? Ou já sentaram junto a estranhos a uma mesa de um restaurante razoavelmente cheio e disseram que gostariam de conversar com eles? Ou disseram a pessoas que já conhecem o quanto gostam delas? Ou confessaram o seu amor a alguém com joelhos trêmulos e voz embargada, quase desmaiando?

Não sei qual é a motivação de um alpinista, não entendo nada de alpinismo e não tenho nada contra. Mas acredito que um único "eu te amo", falado de todo o coração, teria evitado algumas excursões de alguns alpinistas.

Qualquer criatura pode se confrontar com tais riscos a qualquer momento. Pessoas que reclamam de tédio não correm riscos. Porém, é importante desenvolver um sentimento para o nível apropriado de risco. É preciso estar consciente do risco e experimentá-lo com cada fibra para que um pedaço da couraça possa se dissolver. "Feche os olhos e corra", a atitude típica dos chamados heróis, não dissolve a couraça mas sim a reforça.

6. TRABALHO CORPORAL, SEXUALIDADE, ESPIRITUALIDADE

Loil: Certa vez perguntaram a Michael Smith como ele, como terapeuta corporal, definia autoconfiança e segurança. Ele pensou por um instante e então deu uma resposta surpreendente: "Autoconfiança é um sentimento agradável, de satisfação nos genitais a cada expiração."

Na verdade, em nosso trabalho, a descoberta fundamental de Reich, de que a superação ou transcendência da neurose sustenta-se e cai com a dissolução da couraça pélvica confirma-se repetidamente. Uma maneira não-neurótica de estar no mundo, uma verdadeira autoconfiança e verdadeira segurança fundamentam-se na consciência e na experiência da potência genital, cuja base biológica encontra-se em grande escala na dissolução da couraça pélvica. Não há como contestar isto, ainda que se encontre muito material contraditório e confuso na literatura que se dedica a Reich. Alguns autores acham que Reich superenfatizou a sexualidade. Porém, a verdade é que Reich, justamente por ter pesquisado profunda e corajosamente o comportamento sexual de seus pacientes, conseguiu lançar bases para a dissolução terapêutica da superenfatização neurótica da sexualidade. Se a energia flui livremente por todo o corpo, especialmente na pélvis e nos genitais, instala-se um profundo anseio genital cuja satisfação pode se integrar descomplicada e naturalmente na vida diária, desde que se encontre um parceiro apropriado. A possibilidade de encontrar tal parceiro é mais simples e segura a partir da posição da potência genital. Muitas das escolhas neuróticas e frustrantes de parceiros normalmente resultam da couraça.

Na verdade, sexualidade não é tudo. Mas esta expressão permanecerá apenas uma posição acadêmica até que se passe pelo buraco da agulha da dissolução da couraça genital. Somente então a sexualidade pode tomar seu lugar natural na vida da pessoa.

Outros autores valorizam o significado de se atingir a potência orgástica para o sucesso da terapia. Alguns recomendam um grande número de exercícios para soltar a pélvis. Alguns escreveram livros enormes, cheios de exercícios, e dão a impressão de que a couraça, especialmente a couraça pélvica, pode ser dissolvida com exercícios. Acho isso completamente ilusório. Todo aquele que conhece este trabalho de alguma forma sabe exatamente que os exercícios têm um valor secundário. Especialmente a couraça pélvica se dissolve no final do processo terapêutico, quando foi feito antes um trabalho cuidadoso.

Paradoxalmente a couraça pélvica muitas vezes dissolve-se quase que por si mesma, sem ser muito trabalhada. Quando os segmentos superiores foram bem dissolvidos antes — especialmente o segmento ocular e o diafragma — exercícios não têm qualquer valor. Uma dinâmica tem início no corpo e continua pelos segmentos inferiores, muitas vezes atuando além do período de duração da terapia. Significativamente, a pélvis muitas vezes vem a se soltar somente após o término da terapia, às vezes dois ou três anos mais tarde.

Pergunta: Eu descobri até mesmo contradições e confusões diferentes na literatura. Eu me ocupei bastante com as grandes tradições espirituais. Quase todas concordam com o fato de que não é bom ter orgasmos. Especialmente os homens são aconselhados a conservar o sêmen ao invés de desperdiçá-lo. Então, de um lado tenho meu honrado Wilhelm Reich com sua teoria do orgasmo e de outro, meus igualmente honrados ensinamentos da grande sabedoria da humanidade que objetivam transcender o sexo, e aqui estou eu sentado, perplexo, no meio dos dois. O que você pode falar a respeito disso?

Loil: Há muito que falar sobre isto. Em primeiro lugar, Reich não disse em nenhum momento que deve-se ter tantos orgasmos quanto possível. Isto é um mal-entendido continuamente renovado em razão da compreensão insuficiente ou superficial do trabalho de Reich. O que ele disse é essencialmente o seguinte: a função do orgasmo é descarregar o excesso de energia do corpo. Ele nunca pregou o orgasmo. Falou sobre sua função e, como todos sabemos, deu este título a um de seus livros mais importantes: *A Função do Orgasmo*. A função do orgasmo, isto é, de descarregar o excesso de energia, é tanto mais eficaz quanto menos couraças tiver o organismo. Uma pessoa com fortes couraças pode ter muitos orgasmos e mesmo assim perceber pouca mudança em sua tensão global crônica.

Em segundo lugar: para poder descarregar a energia em excesso, é preciso antes carregá-la. Quando a energia está nas couraças e presa no corpo em contrações crônicas, não há orgasmo que ajude. Estas áreas do corpo simplesmente não poderão atingir convulsões orgásticas. Em áreas com menos couraças o excesso de energia pode ser liberado no orgasmo. Caso não haja energia em excesso, ainda assim haverá descarga de energia; chega-se, assim, à substância. As reservas de energia necessárias para a manutenção da regulação vegetativa geral são, então, sugadas; instala-se um enfraquecimento no organismo e, com o tempo, um efeito degenerativo. Repetindo: um orgasmo só pode exercer sua função biológica se anteriormente, por alimentação, respiração etc., for provido de um excedente de energia. A produção de um excedente de energia é diferente em cada indivíduo. Isto pode ser devido à hereditariedade: alguns carregam rápido e muito, outros carregam devagar e pouco. Para alguns pode ser apropriado ter uma convulsão orgástica por dia para restabelecer o equilíbrio energético. Para outros uma vez por ano é o bastante.

Existe ainda uma outra possibilidade de descarregar o excesso de energia. Não me refiro a cortar lenha, *jogging* ou qualquer coisa assim *(risos)*. Mesmo porque estas atividades não liberam a tensão especificamente genital. Esta outra possibilidade é a meditação. Não esta meditação da moda, meditação de quinze minutos depois do trabalho, *(risos)* que certamente é boa para muitas pessoas, mas a meditação profunda, cada vez mais profunda, que se desenvolve no decorrer de um processo verdadeiramente espiritual. Com isto chego à segunda parte da sua pergunta.

Publicam-se atualmente muitos, cada vez mais livros que revelam e descrevem práticas de vida esotéricas. A cada esquina encontramos as regras de vida secretas do Tao, os exercícios secretos de respiração dos sufis, práticas secretas de meditação de sabe-se lá quem e assim por diante. A maior parte destas sabedorias, que hoje estão ao alcance de qualquer um, costumavam ser de fato estritamente secretas há tempos atrás. Passaram a ser acessíveis a estudantes ou candidatos a estudante em determinado momento, especialmente quando estavam em determinado ponto ou estágio de seu processo espiritual em que a técnica ou a dica era dada para ajudar. O momento de usar-se este ou aquele método dependia decisivamente do relacionamento com o professor espiritual e do estágio do processo espiritual. Existem métodos que são úteis quando alguém já está muito avançado em seu processo espiritual, mas que são completamente inúteis para um iniciante. Por exemplo, as pessoas compram livros como "A Abertura do Terceiro Olho" ou algo parecido e começam a fazer exercícios sem saber ou considerar que em primeiro lugar muito tem que ser movimentado em todos os chacras inferiores, para alguma coisa acontecer no chamado terceiro olho. Sem falar no fato de um verdadeiro processo espiritual ser um assunto tão profundo e radical que não pode ser alcançado através da leitura de livros ou da prática de exercícios.

Agora chego à sua pergunta: a energia que é liberada no orgasmo também pode, teoricamente, ser retida no corpo, direcionada para regiões superiores e ser "consumida" nos chacras superiores sem deixar qualquer excesso de energia. Porém, isto requer uma prática espiritual avançada, bem como uma experiência que quase ninguém possui. Portanto, para o europeu médio, normalmente neurótico e contraído *(risos)* a descoberta de Reich é tão válida hoje quanto era no passado, isto é, a melhor forma de liberar o excesso de energia é uma convulsão orgástica tão completa quanto possível.

Pergunta: Mas, afinal, espiritualidade e terapia, em particular a terapia corporal, têm muito em comum. Todos nós aqui já tivemos experiências em trabalho corporal que vão além da dissolução de bloqueios, que têm a ver com a transcendência de limites do corpo e estados profundamente meditativos. Então, o que acontece no final do trabalho corporal não é uma transição para o espiritual?

Loil: Minha opinião é completamente diferente. Trabalho corporal e desenvolvimento espiritual são dois processos profundamente distintos e que têm muito pouco em comum. É verdade que as pessoas, e isto todos nós podemos confirmar, são capazes de ter experiências interiores grandiosas no decorrer da terapia. Alguns têm visões; alguns encontram uma profunda calma interior; outros sentem-se profundamente conectados com outras pessoas ou com o ambiente natural. Outros percebem-se a si mesmos claramente como campo de energia e processo energético, e assim por diante. Muita coisa é possível. Mas todas estas experiências não são espirituais. Todos estes fenômenos e sensações são quase sempre uma questão de profunda exaustão das possibilidades de experiência do sistema nervoso, do cérebro, uma maneira de conhecer melhor as energias naturais do corpo, melhor do que habitualmente acontece no estado "normal". Geralmente vivemos em um estado de "chama piloto" no que se refere a nossas possibilidades de experiências. Quando, então, subitamente — como muitas vezes acontece no âmbito do trabalho corporal, por exemplo — alguém tem experiências tão inexplicáveis quanto intensas e novas, muitos pensam imediatamente tratar-se de experiências espirituais. Isto é tão falso quanto o muito que se tem vendido como espiritual nos dias de hoje. É simplesmente inacreditável quanto lixo está sendo veiculado sob este rótulo. Tivemos antes a onda da alimentação, depois a da pornografia, hoje é a da espiritualidade. A verdadeira espiritualidade significa união, unidade com Deus ou — energeticamente expressando — ser uno com a energia mais alta e mais forte. O nível de energia em que nos movimentamos é muito mais fraco e mais baixo que esta energia mais alta. Uma união com esta nos destruiria imediatamente. Na maioria das vezes é necessário um tempo longo e intenso de preparação, ajuste e adaptação a este poder mais alto para que seja possível uma união com ele. Este tempo de preparação e adaptação é o processo espiritual; o que não tem nada a ver com o processo terapêutico.

Sempre achei que é bom ser muito cético quando terapeutas corporais, ou terapeutas em geral, mas especialmente terapeutas corporais e orientadores, quando estes chamam seu trabalho de espiritual ou o conectam de alguma forma com espiritualidade. Ou quando acham que podem aumentar o desenvolvimento espiritual de seus pacientes com seu trabalho. Este ceticismo deve-se a diferentes razões: uma, a que acabo de mencionar e outra, a confusão entre possibilidades naturais de experiência e experiências espirituais.

Existem ainda outras razões. A terapia acontece sempre no contexto da existência do ego, o que significa que sempre lida com a satisfação do ego. Quem procura terapia deseja a realização, uma vida sexual mais satisfatória, uma maneira melhor de se expressar, um sentimento maior de autovalorização e assim por diante. A vida deve tornar-se mais feliz, mais livre dos medos, mais livre do estresse, isto é, mais realizada.

O processo espiritual torna claro que tal realização é quase impossível, ou somente possível por um curto período de tempo e então se perde novamente. Fica claro que a única forma possível de realização permanente está na transcendência do mundo convencional de realização. Que cada desejo em última instância representa a fixação que novamente tem de ser dissolvida quando se quer a unificação com o poder mais elevado, com a felicidade mais elevada. Porém, estas fixações não podem ser dissolvidas pela supressão ascética, mas somente pelo excesso natural: o sofrimento no mundo convencional torna-se tão forte, a necessidade de transcendência torna-se tão forte que o interesse em realizações convencionais desaparece mais e mais e somente o desejo pela união com a energia mais elevada, pela felicidade permanente, define a vida. Este é o processo espiritual.

E algo mais é importante: esse processo, o processo espiritual, é uma tamanha aventura, é um atirar-se rumo a um território desconhecido e em parte perigoso que exige tanta coragem, inteligência, disciplina e paixão, bem como perseverança e determinação, que não se consegue sem a ajuda de um mestre espiritual, de um guru. É absolutamente impossível passar por este processo sozinho. A instrução do diretor espiritual e também a entrega a ele é absolutamente indispensável. Em nosso meio, onde todo mundo quer ser o seu próprio guru e fazer tudo de maneira independente, isto não é compreendido e até soa ridículo. Isto porque nós no Ocidente não temos tradição espiritual; por isso difundiu-se por aqui tanta pseudo-espiritualidade ou espiritualidade faça-você-mesmo. Sem um relacionamento próximo com o diretor espiritual um verdadeiro processo espiritual não é possível. Todas as grandes tradições espirituais confirmam isto, todos os grandes escritos, todas as pessoas que passaram por esse processo.

Um terapeuta, por mais genial que possa ser, nunca será um mestre espiritual. Isto porque ele ainda se movimenta no âmbito da existência do ego, enquanto o verdadeiro mestre espiritual transcendeu completamente seu ego e pode demonstrá-lo efetivamente.

Portanto, voltando à pergunta: na minha opinião não se pode falar de transição natural do terapêutico para o espiritual. Será que existe algum ponto de contato? Não sei. Talvez o trabalho corporal possa ser uma preparação para a vida espiritual. Consegue-se uma melhor ligação do corpo com a terra. Treina-se sentir e respirar. Vive-se o mundo novamente com todo o corpo. Talvez isto também seja a porta de acesso para Deus: sentir, respirar, perceber com o corpo todo.

A *Iniciativa Gaia* é um movimento destinado a promover e incentivar atividades de ampliação e integração da consciência, em suas múltiplas expressões.

Atualmente vem realizando cursos, *workshops,* eventos culturais, terapêuticos, educacionais, e estimulando o intercâmbio de conhecimentos entre pessoas.

Fundada e dirigida pelo psicólogo Edmundo Barbosa em 1989, tem contado com a colaboração de muitos adeptos voltados para esta emergente linha de pensamento ecológico interno do ser humano.

Nestes últimos três anos vem ministrando cursos de formação para profissionais, baseados no princípio SKAN, mencionado nesta obra, que por sua sugestão foi traduzida para o português.

NOVAS BUSCAS EM PSICOTERAPIA
VOLUMES PUBLICADOS

1. *Tornar-se Presente* — *Experimentos de crescimento em Gestalt-Terapia* — John O. Stevens.
2. *Gestalt-Terapia Explicada* — Frederick S. Perls.
3. *Isto é Gestalt* — John O. Stevens (org.).
4. *O Corpo em Terapia* — *A abordagem bioenergética* — Alexander Lowen.
5. *Consciência pelo Movimento* — Moshe Feldenkrais.
6. *Não Apresse o Rio (Ele corre sozinho)* — Barry Stevens.
7. *Escarafunchando Fritz* — *Dentro e Fora da Lata de Lixo* — Frederick S. Perls.
8. *Caso Nora* — *Consciência corporal como fator terapêutico* — Moshe Feldenkrais.
9. *Na Noite Passada Eu Sonhei...* — Medard Boss.
10. *Expansão e Recolhimento* — *A essência do t'ai chi* — Al Chung-liang Huang.
11. *O Corpo Traído* — Alexander Lowen.
12. *Descobrindo Crianças* — *A abordagem gestáltica com crianças e adolescentes* — Violet Oaklander.
13. *O Labirinto Humano* — *Causas do bloqueio da energia sexual* — Elsworth F. Baker.
14. *O Psicodrama* — *Aplicações da técnica psicodramática* — Dalmiro M. Bustos e colaboradores.
15. *Bioenergética* — Alexander Lowen.
16. *Os Sonhos e o Desenvolvimento da Personalidade* — Ernest Lawrence Rossi.
17. *Sapos em Príncipes* — *Programação neurolingüística* — Richard Bandler e John Grinder.
18. *As Psicoterapias Hoje* — *Algumas abordagens* — Ieda Porchat (org.)
19. *O Corpo em Depressão* — *As bases biológicas da fé e da realidade* — Alexander Lowen.
20. *Fundamentos do Psicodrama* — J.L. Moreno.
21. *Atravessando* — *Passagens em psicoterapia* — Richard Bandler e John Grinder.
22. *Gestalt e Grupos* — *Uma perspectiva sistêmica* — Therese A. Tellegen.
23. *A Formação Profissional do Psicoterapeuta* — Elenir Rosa Golin Cardoso.
24. *Gestalt-Terapia: Refazendo um Caminho* — Jorge Ponciano Ribeiro.

25. *Jung* — Elie J. Humbert.
26. *Ser Terapeuta — Depoimentos* — Ieda Porchat e Paulo Barros (orgs.)
27. *Resignificando — Programação neurolingüística e a transformação do significado* — Richard Bandler e John Grinder.
28. *Ida Rolf fala sobre Rolfing e a Realidade Física* — Rosemary Feitis (org.)
29. *Terapia Familiar Breve* — Steve de Shazer.
30. *Corpo Virtual — Reflexões sobre a clínica psicoterápica* — Carlos R. Briganti.
31. *Terapia Familiar e de Casal — Introdução às abordagens sistêmica e psicanalítica* — Vera L. Lamanno Calil.
32. *Usando sua Mente — As coisas que você não sabe que não sabe* — Richard Bandler.
33. *Wilhelm Reich e a Orgonomia* — Ola Raknes.
34. *Tocar — O Significado humano da pele* — Ashley Montagu.
35. *Vida e Movimento* — Moshe Feldenkrais.
36. *O Corpo Revela — Um guia para a leitura corporal* — Ron Kurtz e Hector Prestera.
37. *Corpo Sofrido e Mal-Amado — As experiências da mulher com o próprio corpo* — Lucy Penna.
38. *Sol da Terra — O uso do barro em psicoterapia* — Álvaro de Pinheiro Gouvêa.
39. *O Corpo Onírico — O papel do corpo no revelar do si-mesmo* — Arnold Mindell.
40. *A terapia mais breve possível — Avanços em práticas psicanalíticas* — Sophia Rozzanna Caracushansky.
41. *Trabalhando com o corpo onírico* — Arnold Mindell.
42. *Terapia de vida passada* — Livio Tulio Pincherle (org.).
43. *O caminho do Rio — a ciência do processo do corpo onírico* — Arnold Mindell.
44. *Terapia Não-Convencional — as técnicas psiquiátricas de Milton H. Erickson* — Jay Haley.
45. *O Fio das Palavras — um estudo de psicoterapia existencial* — Luiz A.G. Cancello.
46. *O Corpo Onírico nos Relacionamentos* — Arnold Mindell.
47. *Padrões de distresse — Agressões emocionais e forma humana* — Stanley Keleman.
48. *Imagens do Self — O processo terapêutico na caixa-de-areia* — Estelle L. Weinrib.
49. *Um e um são três — O casal se auto-revela* — Philippe Caillé
50. *Narciso, a bruxa, o terapeuta elefante e outras histórias psi* — Paulo Barros
51. *O Dilema da Psicologia — o olhar de um psicólogo sobre sua complicada profissão* — Lawrence LeShan
52. *Trabalho corporal intuitivo — A arte de estar com o outro* — Loil Neidhoefer

Impresso na
**press grafic
editora e gráfica ltda.**
Rua Barra do Tibagi, 444 - Bom Retiro
Cep 01128 - Telefone: 221-8317